Clif Sanderson

Loslassen … und heilen

W0039305

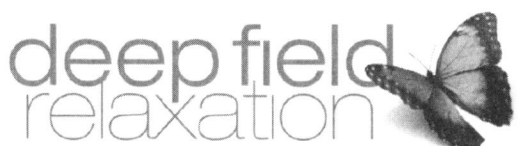

Clif Sanderson

Loslassen ... und heilen

Deep Field Relaxation (DFR) – die Tiefenfeldentspannung

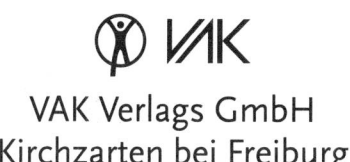

VAK Verlags GmbH
Kirchzarten bei Freiburg

Titel der Originalausgabe:
Knowing Nothing, Living Happy
© Clif Sanderson 2005; erweiterte Fassung 2010

Deep Field Relaxation ist vom Autor markenrechtlich geschützt.

Bibliografische Information der Deutschen Nationalbibliothek:
Die Deutsche Nationalbibliothek verzeichnet diese Publikation in
der Deutschen Nationalbibliografie; detaillierte bibliografische
Daten sind im Internet über http://dnb.d-nb.de abrufbar.

VAK Verlags GmbH
Eschbachstraße 5
79199 Kirchzarten
Deutschland
www.vakverlag.de

2. Auflage: 2011
© VAK Verlags GmbH, Kirchzarten bei Freiburg 2011
Übersetzung: Isolde Seidel
Bearbeitung der deutschen Ausgabe: Monika Osterheld
Layout: Karl-Heinz Mundinger, VAK
Umschlagfoto: Rod Porteous / gettyimages
Umschlagdesign: Sabine Fuchs / fuchs_design, München
Gesamtherstellung: Himmer AG, Augsburg
Printed in Germany
ISBN: 978-3-86731-088-8

Inhalt

Anhang:

Hinweis des Verlags

Dieses Buch informiert über DFR, die Tiefenfeldentspannung. Sie hat sich in der Praxis als sicher und effektiv bewährt. Wer sie anwendet, tut dies in eigener Verantwortung. Autor und Verlag beabsichtigen nicht, individuelle Diagnosen zu stellen oder Therapieempfehlungen zu geben. Die hier beschriebenen Verfahrensweisen sind nicht als Ersatz für professionelle Behandlung bei ernsten gesundheitlichen Problemen zu verstehen.

*Die Aufgabe des
Trägers der Weisheit
besteht darin, den Verstand
in den Augenblick der Stille zu leiten,
in dem Wunder möglich sind.*

*Unmittelbare Ergebnisse werden nicht angestrebt,
obwohl sie oft genug auftreten.
Denn es kann Jahre dauern
oder gar mehrere Generationen,
bis die Veränderungen von heute
heranreifen.*

*Deshalb hält der Weise
an der Zuversicht fest und
bleibt im stillen Wissen des Zulassens.
Denn Zulassen ist ein Ausdruck wirklicher Verbundenheit
mit dem Ewigen, eine lebendige Teilnahme an dem
großen Plan, der über eine Lebensspanne hinausreicht.*

*So getröstet
macht der Verstand
in einem Augenblick
ruhigen Verstehens die Erfahrung
einer schwingenden, begreifenden Gewissheit
des spirituellen Universums.*

Clif Sanderson

*Ein untrügliches Zeichen
spiritueller Bewusstheit ist es,
freudig sagen zu können:
„Ich habe mich geirrt."
Und wir ersparen uns viele Schwierigkeiten im Leben,
wenn wir diese kühne Aussage wagen:
„Wir wissen es nicht."*

Eknath Eswaran

Vorwort

Am majestätischen pazifischen Ozean sagt man zur Begrüßung einen feierlichen persönlichen Segensspruch, sein *Karanga*. Er schließt den Respekt für die Erde ein, auf der ich stehe, besonders wenn ich fremd bin. Er drückt meine Achtung für die Ahnen aus und weist auf meine Abstammung hin.

Erst dann kann ich gehört werden.

Meine eigene Begrüßung, mein *Karanga*, besteht darin,

… alle Kräfte des Lebens zu rufen,

… sich mit uns zu vereinen und

… unsere sprechenden Lieder, unsere Geschichten miteinander zu teilen.

Haere mai ra
nau mai ra
hau mai ra.
Hui mai ra
whakatau mai ra.

Koutou nga tipuna
kua kore kitea
tatou te kanohi ora
kei te tipu tonu
rangona mai tatou
me te reo rangatira
nga wai korero
kia hui e
kia taiki e!

Komm herbei,
willkommen,
pulsierende Lebenskraft.
In dieser Versammlung
lass dich nieder, hier, jetzt.

Ihr, die Vorfahren,
nicht mehr gesehen.
Wir, das sichtbare Antlitz,
noch in der Entwicklung.
Lasst gemeinsam erklingen
mit prachtvoller Stimme
die sprechenden Lieder,
damit wir uns verbinden,
damit unser Licht aufgeht.

Wenn wir reden und Geschichten erzählen, finden und erfinden wir uns zuweilen selbst – in erlebten, wirklichen und in ausgedachten Geschichten. Manche lehren durch Metaphern etwas Neues, andere sind wie gute Gedichte, die erheitern und Spaß machen, über die Freude und Liebe in den Familien

Vielleicht handeln sie von der Kraft und Macht des Nicht-Wissens oder vom Geheimnis einer persönlichen Veränderung, vielleicht entdecken wir darin nebenbei, warum wir geboren wurden, wozu wir hier sind und was wir mit dem größten aller Geschenke, dem Leben, anfangen können. Vor allem dürfen wir Geschichten nicht zu ernst nehmen.

Ein gut erzählter Witz ist ebenso viel wert wie ein Jahr Philosophiestudium.

Einführung

Liebe Leserin, lieber Leser, wenn ich Ihnen dieses Buch vorstelle, wünsche ich mir zutiefst, es möge Ihnen Mut und Freude vermitteln, damit Sie Ihre Träume und Sehnsüchte leben, damit Sie die Schranken von Körper und Verstand hinter sich lassen und sofort mit Ihrer Heilertätigkeit anfangen. Seien Sie überzeugt davon, dass Sie dann sicher weiter gehen können als ich.

Einen guten Lehrer kann man daran messen, dass seine Schüler seine Lehre aufnehmen, sie vertiefen und weiterführen und einem größeren Publikum übermitteln.

Deep Field Relaxation, wie ich es unterrichte, unterscheidet sich stark von Handbüchern und Lehrbüchern über das Heilen. Sie haben einen ganz anderen Aufbau. Die Methode ist für mich nicht „meine Arbeit", sondern vielmehr eine Lebensweise im Licht der Liebe. Sie öffnet unser Leben für das Feld, eigentlich in das Feld der Tiefenentspannung hinein.

Und wie könnte man die Kräfte, die das Leben einen und vereinen, besser teilen und mitteilen als in einer Geschichte?

Warum also erzählen wir Geschichten? Warum können wir uns an Märchen so gut erinnern und warum erzählen wir unsere Lieblingsmärchen gern weiter? Welche historische Erinnerung drückt sich in den überlieferten Geschichten aus? Nun, solange es Menschen gibt, haben alte Gesellschaften und Stammeskulturen ihr Wissen durch die Überlieferung bewahrt, auf diese Weise ihre Entdeckungen und Vorstellungen verbreitet und dadurch besondere Bewusstseinszustände hervorgerufen; doch nicht nur das. Geschichtenerzählen öffnet die Türen zur

Fantasie, umreißt den Sinn unseres Seins, unsere Ziele und Zukunftsaussichten. Geschichtenerzählen macht „Zauberei" und Veränderung für jeden von uns möglich. Ich mag diese mühelose Art und Weise, Ihnen, liebe Leserin, lieber Leser, Informationen und Erfahrungen „herunterzuladen", die ich auf Reisen und in meinen Studien gesammelt habe

Wie zur Bestätigung, dass ich damit richtig liege, hören Sie vielleicht mit Interesse die Worte von Paracelsus, dem berühmten Schweizer Arzt des beginnenden 16. Jahrhunderts, der einmal sagte: „Der Heiler sollte nicht die nackte Wahrheit sagen. Er soll Bilder benutzen, Allegorien, Figuren, wundersame Sprache und andere verborgene Umwege." Genau das meine ich mit Geschichtenerzählen.

Die Zeilen und Seiten, die Sie hier zunächst lesen werden, bereiten Sie darauf vor, die Grundlagen meiner DFR-Methode mit Leichtigkeit aufzunehmen; DFR steht für *Deep Field Relaxation*, das ist die „Heilmethode", die ich vor 40 Jahren begründet habe. Zum Glück brauchen Sie keine 40 Jahre zum Lernen, das ganze Wissen ist in diesem Buch wie in einer guten zip-Datei für Sie komprimiert worden, aber nehmen Sie sich bitte die Zeit, *langsam* voranzugehen, kosten Sie die Erfahrung aus, führen Sie die vorgeschlagenen Übungen mit dem Logbuch durch. Es geht hier darum, Ihre eigene Geschichte neu zu erzählen. Dabei entwickeln Sie auch die Disziplin, bestimmte Übungen jeden Tag auszuführen, und Ihre Selbstsicherheit, ein erfolgreicher DFR-Anwender zu werden, nimmt zu.

Ich lade Sie ein, *zuerst* die Geschichten zu lesen und sich dann mit der DFR-Methode zu befassen und damit zu experimentieren, also erst in Kapitel 18 und in den Kapiteln 36 bis 41.

Der Grund dafür ist folgender: Hinter jeder unbeschwert erzählten Geschichte verbirgt sich eine subtile Botschaft der Weisheit, die sich Ihnen erschließt, wenn Sie über die Grundlagen von DFR lesen. Sie stimmen sich also erst in die Frequenz des Neuen ein, dann – immer noch entspannt und lächelnd – lassen Sie sich auf die neuen Möglichkeiten ein, hegen und pflegen Sie die Samen Ihrer neuen Bewusstheit und kommen zu neuen Schlussfolgerungen. Dann können Sie getrost die Wahrheiten von DFR erkennen und sofort anwenden.

Lassen Sie Erfahrungen und Gefühle kommen und gehen.

Erkennen Sie an, dass wir nicht wissen. Wenn wir zugeben, dass es so vieles gibt, was wir nicht wissen, und vieles, was wir auch nicht wissen müssen, dann können wir die klare Absicht entwickeln: „Ich möchte lernen, mich und andere zu heilen. Ich bin bereit, in der Heilkunst zu dienen."

Kleben Sie nicht an der Erwartung eines bestimmten Ergebnisses und übernehmen Sie trotzdem die Verantwortung für das, was Sie tun. Dann wird es uns gelingen, anderen die Freiheit zu lassen, den Veränderungsprozess zu wählen, an den sie selbst glauben.

Eine kleine Warnung: Die Nachwirkungen unserer gemeinsamen Reise werden lange anhalten – eine tiefgreifende Erweiterung des Bewusstseins und veränderte Wahrnehmung, eine ausgelassene Heiterkeit und die Bereitschaft, aus den Beschränkungen herauszutreten, die andere die Wirklichkeit nennen. Sind Sie bereit? Los geht's!

Möge Ihr Leben immer erfüllt sein von Liebe, Licht und Lachen!

Aroha Nui

Clif

1. Leicht ver-rückt

Ich *höre* unheimlich gern Geschichten und ich *erzähle* Geschichten mit Begeisterung. Ich hatte nie einen Guru; Avatare lassen mich kalt; akademischer Sprache kann ich nichts abgewinnen. Hochtrabende Formulierungen und überhebliche Standpunkte sind nichts für mich.

Wir leben, damit wir lieben; wir atmen, um zu hüpfen und zu tanzen, um die Ängste zu überwinden, die durch die Nachrichtenmacher künstlich geschürt werden. Lehrbücher lenken unsere Aufmerksamkeit ab von dem Vergnügen, der Morgendämmerung zuzuschauen, sie lenken uns ab von dem himmlischen Gefühl bei einem tiefroten Sonnenuntergang; von der unglaublich überwältigenden Farbe eines Blümchens.

„Optimismus" hat keinen Platz in meinem Leben – er lenkt uns ab von der Wahrheit, dass wir *jetzt* lebendig und bewusst sind. Einatmen … ausatmen. Ah!

Alle Geschichten sollten anfangen mit:

Es war einmal …

Der dreijährige Sasha lebte mit seiner Mutter, seinem alkoholkranken Vater und ungefähr 150 Verwandten, zusammengepfercht in einer winzigen Wohnung in einer Moskauer Arbeitersiedlung.

Er litt an Kinderlähmung und seine Muskeln waren zu schwach zum Sitzen und erst recht zum Laufen. Ansonsten war er ein aufgeweckter, fröhlicher Junge.

Als seine Mutter den Behandlungsraum betrat, sah sie sich um und wollte eigentlich schon wieder gehen, abgeschreckt von der Hitze, dem Gestank der offenen Kanalisation vor dem Fenster und dem trostlosen Ausblick auf die Ölraffinerie. „Mir bleibt nur noch die Hoffnung", sagte sie, hoffnungslos seufzend, „weil ich schon alles versucht habe, was ich konnte, doch nichts hat geholfen". Sasha war ganz anders drauf. Er legte sich hin mit einem breiten Lächeln, als wäre die Sonne nur für ihn erschaffen worden.

Seine strahlend blauen Augen in dem kleinen, runden Gesicht beobachteten alles, was ich machte, ganz genau. Er sprach kein Englisch und ich konnte nur ein paar Brocken Russisch, deshalb nickten wir uns oft zu, schnitten Grimassen und fanden langsam in eine Ruhe.

Dann hörte ich, wie er leise mit sich selbst sprach. Erst konnte ich ihn kaum verstehen, doch ich kannte das Wort, das er dauernd wiederholte: „Khoroshò, Khoroshò", „so gut, soo guut, sooo guuuut."

Im Laufe der nächsten Wochen kam er mit seiner Mutter mehrmals wieder. Allmählich trat eine Veränderung ein, bis zu dem Tag, an dem Freudentränen die Ängste der Mutter ablösten; wir erlebten, wie er sich stolz aufsetzte und dann vom Bettrand aufstand. Sein wonnevoller Gesichtsausdruck war ein Bild für die Götter – er strahlte wie ein Kleinkind im Krabbelalter, das plötzlich laufen gelernt hat.

Seine Mutter erzählte noch eine andere tolle Geschichte. Als sie eines Tages von der Behandlung bei mir nach Hause kamen, sagte er zu seiner Großmutter: „Babuschka, ich bin Clif, leg dich hin und ich heile deine Beschwerden und Schmerzen."

Klar ist, dass wir gemeinsam der Natur die Chance gegeben hatten, das zu tun, was sie am besten kann. Die Natur will, dass sich alles zum Besten entwickelt. Einstein formulierte es ungefähr so: „Die Natur strebt immer nach Harmonie."

Wenn wir dieses unabänderliche Gesetz nach und nach begreifen, können wir Wunder geschehen lassen, ohne unser Ego zu bemühen oder unseren vernünftigen Verstand in Aufruhr zu versetzen.

Für Sasha hat damals niemand etwas Ungewöhnliches gemacht! Niemand war jemand Besonderes! Zeit, Ort und Umgebung für Sashas Veränderung stimmten einfach, alle Faktoren passten zusammen und führten zu einem völlig angemessenen, stimmigen Ergebnis.

Wir wollen in diesem Buch genau betrachten, wie wir die Kluft überwinden können zwischen Logik und praktischer Anwendbarkeit, zwischen dem vernünftigen Verstand und der Freiheit, auch die mystische, seltsame, unerklärliche und spirituelle Seite des Lebens anzuerkennen.

Wir werden feststellen, dass jede und jeder „Wunder" bewirken kann! Das erfordert Mut. Doch mit der festen Absicht und jeder Menge Lachen ist alles möglich! Das hört sich erst einmal an wie: völlig unmöglich. Gut! Denn Geheimnisvolles geschieht, selbst wenn wir es noch so heftig abstreiten.

Ob Sie in diesem Zug sitzen oder nicht, er fährt jedenfalls rechtzeitig ab, voller glücklicher Fahrgäste. Ihre Fahrkarte ist unbezahlbar, nicht für alles Geld der Welt zu kaufen; kein Reisebüro kann sie Ihnen verkaufen. Das Paradox ist: Sie kostet nichts.

Unsere Reise beginnt in der geheimnisvollen Welt der Geschichten.

Los geht's!

Wie wäre es, fragen wir mitunter insgeheim, wenn wir diese Wunschträume aus unserer Kindheit („Ach, wenn doch nur …") einfach weitergeträumt hätten?

Was wäre, wenn wir in unserer Vorstellung eine eigene Welt entstehen ließen, wie wir es als Kinder taten?

Das klingt wunderbar gefährlich! Spielen Sie mit mir?

Dabei können wir doch nicht in Schwierigkeiten geraten, oder? Sollten dennoch Probleme oder heikle Fragen auftauchen, können Sie einfach meine Mutter zitieren. Sie nahm uns unsere kindlichen Ängste und Sorgen mit den Worten: „Es wird alles gut, keine Angst, *in hundert Jahren ist das alles egal!*"

Sie hatte wunderbare Redewendungen und war eine ganz erstaunliche Frau.

Jeden Abend brachte sie ihre sechs Kinder zu Bett, danach holte sie ihre alte mechanische Schreibmaschine hervor und bis tief in die Dunkelheit der Nacht hörten wir sie hämmern: zwanzig Romane, Krimis, Liebesgeschichten, Kinderbücher und viele, viele Hörspiele …

Als Kind verfolgte mich jahrelang ihre Radioserie mit dem Titel *Slightly out of True* [dt. etwa: *Leicht ver-rückt*, die Überschrift dieses Kapitels im Original; Anmerkung d. Übers.] – über unerklärliche Dinge, die sich dem Zugriff der Vernunft beinahe entziehen. Die Serie war eine Art *Akte X* ohne Bilder.

Endlose Geschichten strömten aus ihrer Feder und wir lernten, besser nie zu fragen, ob sie „wahr" seien oder nicht. Welche Freiheit uns das bot! Geschichten können alles sein, was wir haben wollen.

Wir müssen kein gängiges Glaubenssystem übernehmen. Statt unseren gesunden Menschenverstand preiszugeben, damit er in die Hosentasche eines Gurus passt, bemerken wir nur: Es gibt in diesem Universum mehr, als uns bisher beigebracht wurde.

Nein, wenn wir ein spannendes Leben führen wollen, müssen wir diesen alten Kram vergessen.

Warum schwänzen wir nicht miteinander die alltägliche Welt und probieren es mit etwas „Zauberei". Es macht doch keinen Spaß, immer in der „wissenschaftlichen" Zwangsjacke zu stecken.

Nur weil etwas nicht erklärt ist, heißt das noch lange nicht, dass es sich nicht erklären *lässt*. So sind Wunder nun einmal.

Wissen Sie was? Niemand kann letztlich erklären, warum in den Leitungen Strom fließt. Aber wenn Sie bei hoher Geschwindigkeit vom Fahrrad stürzen, zweifeln Sie überhaupt nicht an der Existenz der Schwerkraft. Hier ist noch ein gutes Beispiel: Warum um alles in der Welt dreht sich dieser Planet ständig um eine mehr oder weniger feste Achse, die wir nicht sehen, anfassen, riechen oder spüren können?

Dort draußen ist niemand, der die „Räder" ölt – Sie verstehen, was ich meine.

In Wirklichkeit *wissen* wir sehr wenig.

Die meiste Zeit leben wir hier auf dem Planeten wie Mieter von einem andern Stern.

2. Der Pilot und sein Logbuch

Die folgende Geschichte eröffnete ein ganz neues Kapitel in meinem Leben.

Als junger Mann hatte ich drei Leidenschaften: Fotografie, Kunst und Flugzeuge. (Klar, später kamen noch ein paar andere Leidenschaften hinzu …)

Für eine Fluglizenz musste man unter anderem vom Heimatstandort zu einem mindestens 80 Kilometer entfernten Flughafen fliegen, dort landen, eine halbe Stunde warten und dann wieder nach Hause fliegen.

Als ich um acht Uhr morgens abhob, spürte ich schon diesen Zauber der ersten Frühlingstage, mit leichtem Bodenfrost und wolkenlosem Himmel.

Ich drehte nach Süden, unter der rechten Tragfläche meiner geliebten kleinen Piper PA18 glitzerte prachtvoll der Schnee der neuseeländischen Südalpen. Zur Linken bildete das herrliche Blau des Pazifik einen Flickenteppich mit irisch-grünen Schafweiden und dem satten Schwarz frisch gepflügter Felder.

Dann änderte sich etwas: Nach zwanzig Minuten Flugzeit blieb meine Armbanduhr stehen.

Das stellte an sich kein Problem dar. Ich flog weiter und landete ganz normal.

Dann fiel mir auf, dass ich kein anderes Flugzeug in der Luft gesehen hatte. Auf dem Parkplatz standen keine Autos. In den Büros hätten Menschen sein sollen. Die Flugzeughallen waren wie ausgestorben – als wären alle zum Mond geflogen.

In der gespenstischen Stille erschien es mir sinnlos, die geplante halbe Stunde zu warten, deshalb flog ich nach zehn Minuten wieder los.

Wieder in der Luft und die Sonne im Rücken, schien alles wieder normal zu laufen.

Doch das tat es nicht. Nach meiner Landung kam der Chef der Flugschule in Riesenschritten quer über das Rollfeld auf mich zu. „Wo warst du denn so lange?", wollte er wissen. „Du bist so spät dran, dass wir die Suchmannschaft und das Rettungsteam alarmiert haben. Das ist ein 90-Minuten-Flug und du bist seit mehr als einer Stunde überfällig!"

Das war meine erste persönliche Erfahrung eines „Herausrutschens" aus der Zeit, mein persönliches „Bermudadreieck". Daran war nichts zu deuten.

Wie merkwürdig! Wie interessant!

Schließlich trug ich mit einem feinen Lächeln ganz selbstverständlich die „richtige" Zeit in mein Logbuch ein!

Natürlich zögerte ich von da an, andere Personen beim Fliegen mitzunehmen!

Solche Dinge haben wir alle schon erlebt. Normalerweise ignorieren wir sie und verscheuchen sie wie Fliegen im Sommer, oder aber wir fürchten, verrückt zu werden. Manche behaupten felsenfest, ihnen sei so etwas noch nie passiert – können Sie sich das vorstellen?

Das brachte mich zwangsläufig auf die Frage: Wenn irgendetwas jemals irgendjemandem widerfahren ist, muss es dann nicht einem allgemeingültigen Gesetz folgen? Ein Gesetz kann doch nicht nur für *einige* gelten oder funktionieren und für andere nicht!

Es kann keine Ausnahmen von dieser Regel geben. Niemand reist erster Klasse. Wir sind alle in der Touristenklasse zusammengepfercht.

Falls Sie ausprobieren wollen, ob so etwas Ihnen auch passiert, oder wenn es Ihnen schon passiert ist und Sie das häufiger erleben wollen, schlage ich Ihnen Folgendes vor:

→ Besorgen Sie sich ein gutes Notizbuch; eines, das Sie immer bequem in Ihrer Hosentasche oder in einem Beutel bei sich tragen können.

Die Lieblingsnotizbücher von van Gogh, Matisse, Hemingway und Chatwin waren die legendären „Moleskines". Wenn man die eigene Kreativität entwickeln will, ist man mit ihnen also in guter Gesellschaft. Sie haben ein kleines Gummiband und ein praktisches Innenfach zum Aufheben aller spontan hingekritzelten Gedankenfetzen, die einem in den Sinn kommen, wenn man über das Leben, das Universum und alles mögliche nachdenkt.

Ich gehe nie ohne ein Notizbuch aus dem Haus.

Um Ihr Notizbuch wirklich zu nutzen, müssen Sie anderen damit auf die Nerven gehen: während einer Mahlzeit, während eines Telefongesprächs, sogar im Bett. Denn Sie müssen sich angewöhnen, *jederzeit* Notizen zu machen. Selbst an den unpassendsten und ungeeignetsten Orten. Wehe, Sie erwischen einen Gedanken nicht sofort – am nächsten Morgen ist er weg, hat er sich in Luft aufgelöst!

Dabei ist das der Ausgangsstoff, der wahrgenommen, geordnet, neu bewertet und dann in Ihr Notizbuch geschrieben werden will.

Wir müssen ein wenig Platz für Ruhe schaffen im Gewimmel und Geplapper unseres Lebens.

Es ist nicht wichtig, was uns gerade einfällt. Keine Auseinandersetzungen, keine weltbewegenden Offenbarungen, keine

Anstrengung. Sitzen Sie einfach da mit dem Notizbuch in der einen und einem Stift in der anderen Hand.

Moment! Moment! Ich habe gerade einen Gedanken … nein, er ist schon weg.

Bleiben Sie noch ein paar Minuten so sitzen.

Nichts?

Keine Sorge.

Wir haben viel Zeit.

Immer noch nichts?

Stecken Sie das Notizbuch wieder ein. Graben Sie den Garten um, machen Sie das Auto sauber, kochen Sie ein gutes Essen … Ihre Bitte ist schon im riesigen „Logbuch" im Himmel registriert. Innerhalb von Tagen oder gar Stunden werden Sie sich an eine gute Geschichte aus Ihrem reichen Erfahrungsschatz erinnern.

Üben Sie, üben Sie! Bleiben Sie wachsam und aufgeschlossen für Neues! Es erfordert Mut, Ihren gebildeten Verstand umzukrempeln. Er wird ständig und überall dagegen aufbegehren.

Hallo, einen Augenblick noch, ich hatte gerade eine tolle Idee: Warum versuchen Sie nicht gleich, ein echtes *Pilotenlogbuch* zu finden?!

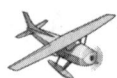 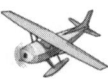

Flug Nr. 101:
Flugplan, Cockpit-Check
und Flugbericht

Vor jedem Flug muss jeder Pilot beim Kontrollturm einen Flugplan einreichen. Die versammelten Spezialisten dort oben geben Sturmwarnungen weiter, teilen Ihnen die geeignete Flughöhe zu und lotsen Sie durch jede erdenkliche Schwierigkeit hindurch. Als Nächstes müssen Sie vor dem Flug Ihr Cockpit überprüfen. Schließlich führt jeder Pilot nach der Landung seine „Nachbesprechung" durch – und notiert einen kurzen Bericht der Ereignisse während des Fluges.

1. Halten Sie Ihr Logbuch und Ihren Lieblingsstift bereit.

2. Vergewissern Sie sich, dass Sie entspannt sind und sich wohlfühlen. Legen Sie in Gedanken den Sicherheitsgurt an.

3. Kopfhörer über die Ohren, damit Sie die Sphärenmusik hören oder die Anordnungen des höheren Selbst.

4. Ihre Geistführer haben ihren freien Tag, deshalb entscheiden Sie selbst, welche Richtung Sie einschlagen.

5. Klappen Sie Ihr brandneues Logbuch auf.

6. Kleben Sie auf die linke Innenseite ein Foto von sich selbst. Ein Foto von einer Situation, als Sie besonders glücklich waren. Von nun an werden Sie von Ihrem wunderbaren Selbst begrüßt, wann immer Sie Ihr Logbuch aufschlagen.

7. Lächeln Sie sich selbst zu. Gut aussehend, wunderschön. Sooo glücklich!

8. Lassen Sie zwei Seiten leer – sie erinnern Sie an den grenzenlosen Raum aller Möglichkeiten und an die Entscheidungen, die Sie treffen können.

9. Auf die nächste Seite (eine rechte) schreiben Sie Ihren Namen. Nein, nein, nicht einfach mit einem stumpfen Bleistift oder einem schmierenden Kuli. Nutzen Sie die ganze Seite und lassen Sie sich eine oder zwei Stunden dafür Zeit. Farbstifte, Wasserfarben, Ihre liebsten getrockneten Blätter, leuchtende Wollfäden. Einen Menschen, der *kein* Künstler ist, gibt es nicht. Niemand bewertet das, es sei denn sie selbst.. Sie tun das allein für sich selbst. Ihr Name soll die ganze Seite einnehmen.

10. Inzwischen leuchten alle Anzeigen im Cockpit startbereit auf.

11. Greifen Sie zum Stift und beginnen Sie zu schreiben.

12. Schreiben Sie das Datum und die genaue Uhrzeit auf.

13. Was hat Sie als Kind fasziniert? Ein paar seltsame Ereignisse vielleicht?

        . . . .

14. Schreiben Sie, soviel Sie können, und lassen Sie Ihren Stift für Sie sprechen.

        . . . .

15. Erinnern Sie sich an einen Ihrer Tagträume.

        . . . .

16. Haben Sie jemals ein Herausrutschen aus der Zeit erlebt?

. . . .

17. Welche Hindernisse, Widerstände fallen Ihnen auf?

. . . .

18. Irgendwelche anderen Gedanken?

. . . .

19. Nehmen Sie sich so lange Zeit, wie Sie wollen, legen Sie dann Ihr Logbuch auf den Schoß, schließen Sie die Augen und lauschen Sie auf alle Geräusche in Ihrer äußeren Umgebung. Lassen Sie meine CD *Mind Music* laufen [Näheres dazu weiter hinten und am Schluss des Buches. Anm. d. Verlags], um Ihre Erinnerungen ins Gleichgewicht zu bringen.

20. Später, wenn Sie wieder gelandet sind, nehmen Sie Ihr Logbuch noch einmal zur Hand und notieren Sie körperliche, emotionale, spirituelle und ausgedachte Veränderungen.

Glückwunsch! Sie haben soeben zum ersten Mal erfolgreich einen Alleinflug absolviert. Heben Sie sich den Kunstflug für später auf; jeder beginnt mit seinem geschlossenen Stromkreis im Kopf und seinem Rundflug des Verstands. Noch keine internationalen Flüge, nur ein kurzer Start mit Landung.

3. Unerforschte Gewässer

Haben Sie vielleicht Angst vorm Fliegen? Vielleicht zieht es Sie eher ans Wasser? Die draufgängerische Kühnheit der Piraten; die Abenteuer salzverkrusteter Erforscher der Meere; der Geruch des Eichendecks unter einem verblichenen Segel, das sich nach neuen Horizonten reckt ...

Die Abenteuergeschichten aller Kinder beginnen auf dem offenen Meer ihrer Vorstellungskraft. Keines war Galeerensklave oder schrubbte das Deck. Jedes Kind war in seiner Fantasie der Schiffskapitän.

Es war der Kapitän seines Schicksals, ein Kind des Universums, das voll Tapferkeit den gefährlichen Untiefen, den Sandbänken und den lebensbedrohlichen Riffen trotzte. In treuer Pflichterfüllung, Tag für Tag, legte es im Logbuch gewissenhaft Rechenschaft ab über alle Enttäuschungen und Triumphe.

Der Kapitän war auf Gedeih und Verderb der Macht der Stürme ausgesetzt, die ein Schiff im Nu zerfetzen konnten; der absolute Albtraum, in einer endlosen Flaute verloren zu sein.

Sein Logbuch barg die Geschichte des Schiffs, die Lebensgeschichten der Besatzung; die Herausforderungen, Schwierigkeiten, die Todesfälle und die plötzlichen Momente höchsten Glücks, wenn die Sonne die leuchtend grünen Wellenkämme hascht.

Das war harte, andauernde Arbeit.

Wenn er auch immer wieder mal nicht wusste, wo er auf seiner Reise war, lernte er dennoch zu vertrauen.

In unserer eigenen Geschichte kommt, wenn wir nur gut hin-
hören, ein wundervoller Tag, an dem unser eigenes Schiff im
Hafen einläuft.

Wir hören die Willkommensfanfaren einer neugierigen, neidischen und verschlafenen Menschenmenge; diese Menschen
sind nicht imstande, ohne die Sicherheiten einer starren, festge-
fügten Gesellschaft die Härten des Lebens auszuhalten.

Jetzt ist aber Zeit, sich hier zu Hause zu entspannen. Schlagen
Sie Ihr kostbares Logbuch auf und lesen Sie noch einmal seel-
enruhig die Aufzeichnungen über all die Jahre der Frustration,
der Täuschungen, Schwierigkeiten und Triumphe.

Auf einmal stellen Sie wie durch einen Zauber fest, dass Sie die
Schatzkarte des Piraten entschlüsseln können. In diesen Kritze-
leien und den verlorenen Gedichten Ihres Lebens verbirgt sich
ein deutlicher Plan. Den kannten Sie zwar die ganze Zeit, haben
ihn aber nie verstanden.

Alle Verwirrung hat sich aufgeklärt. Erstaunt erkennen Sie, dass
das eigentlich gar keine Schwierigkeiten waren.

Nur sanfte Schubse vom höchsten Lehrmeister.

Mit einem tiefen Seufzer der Zufriedenheit stellen Sie schließlich fest, dass Sie wirklich zu Hause sind. Der erfolgreiche Seefahrer, der auf rauer See und an fernen Küsten unterwegs war.

Ihre Belohnung besteht darin, sich selbst in den tiefen Meeres-
strömungen und in den launischen Luftwirbeln zu entdecken.

4. Der Versicherungsvertreter

Erst ein paar unmissverständliche Erfahrungen – so geht es wohl den meisten von uns – ließen mich in der Wirklichkeit aufwachen.

Zwar habe ich das Fliegen nie ganz aufgegeben, aber dann trat noch die Kunst in mein Leben und ich lernte von und litt unter der Einsamkeit des Künstlers: die leere Leinwand, die leere Staffelei, das erste Wort eines Gedichts ...

Dennoch machte mich die Arbeit in meinem Studio für Design glücklich. Vielleicht war mein Ego ein wenig zu aufgedreht, doch ich war jung, ich war verheiratet, hatte zwei wundervolle Kinder und ich war mein eigener Chef (– so dachte ich!).

Ich hatte Poster und Siebdrucke zu entwerfen, Zeichentrickfilme für das Fernsehen, einige Porträts zu malen und unzählige Geschichten zu schreiben.

Und wenn man gerade meint, alles läuft reibungslos, dann kommt etwas dazwischen, mit dem man weder einverstanden ist, noch hat man es sich bewusst gewünscht. Ist Ihnen das auch schon aufgefallen?

Nun, zu mir kam Reg Duder, ein untersetzter Mann mit freundlichem Lächeln. Er wollte mir unbedingt eine Versicherung verkaufen. Woher hätte ich wissen sollen, dass er mir erzählen würde, wie ich Parkplätze und andere Sachen bekäme?

„Ich habe jetzt keine Zeit für Sie", sagte ich , „ich muss unbedingt zur Bank, bevor sie schließt, und es ist um diese Zeit unheimlich schwer, dort einen Parkplatz zu finden."

„Keine Sorge, ich bringe Sie hin", erwiderte er in der Hoffnung, mich in der Zwischenzeit zum Abschluss zu überreden.

Schließlich war es nur eine kurze Fahrt zur Bank am *Cathedral Square* in Christchurch.

Im Auto hörte ich nur mit halbem Ohr zu, als er sagte: „Wenn Sie ein Geschäftsmann sind, sind Sie erst richtig im Geschäft, wenn Sie über Tulip Bescheid wissen; alle erfolgreichen Geschäftsleute kennen Tulip."

„Hmm, natürlich. Danke." Wir suchen dringend einen Parkplatz und er hält dabei eine Religionsstunde ab!

„Tulip kümmert sich um Geschäftsleute", wiederholte er nachdrücklich, „sie hilft Ihnen, Parkplätze zu finden, sie sorgt dafür, dass Verträge hereinkommen, dass Ihre Mitarbeiter zufrieden sind …"

In der verkehrsreichsten Straße der ganzen Stadt bog er direkt vor der Bank in eine Parklücke und redete immer noch. Eindrucksvoll!

Doch ich blieb skeptisch. Allerdings suchte ich einige Tage später verzweifelt einen Parkplatz und probierte es aus.

Ob Sie es glauben oder nicht, Tulip verhalf mir an diesem Tag und an allen anderen Tagen des Jahres immer zu einem Parkplatz! Nicht nur vor der Bank, sondern auch an anderen Orten.

Sie können es selbst ausprobieren. Ich garantiere Ihnen: Sie werden staunen.

Die Übung funktioniert so: Sie lassen alte Überzeugungen los und gestatten neue Möglichkeiten, indem Sie sich mit den machtvollen Kräften des Universums verbinden, die ganz von alleine angemessene Ergebnisse herbeiführen.

→ „Loslassen" ... was bedeutet das? Leicht gesagt, aber nicht so leicht getan!

Loslassen: Am besten fangen Sie in der allernächsten Umgebung an. Nein, nicht die Partnerin oder den Partner, Freunde und die Familie, sondern all die beruhigenden kleinen Gewohnheiten, die wir entwickelt haben, die aber für ein leichtes und glückliches Leben nicht wesentlich sind.

Hier haben Sie eine Reihe von Vorschlägen, womit Sie anfangen können:

→ Stellen Sie das Bett auf die andere Seite des Zimmers.

→ Ordnen Sie das Besteck in der Schublade neu.

→ Geben Sie allen Tellern und Gläsern einen neuen Platz.

→ Räumen Sie die Bücherregale um, sodass die großen Bücher weit oben und die kleineren unten stehen.

→ Stellen Sie den Fernseher um (in den Keller!).

→ Setzen Sie sich zum Frühstücken an einen anderen Platz – und zum Abendessen nochmals auf einen anderen ...

Weil Sie bewusst einwilligen, Ihre Umgebung neu zu ordnen, muss Ihr „Gewohnheits-Gehirn" aufwachen und tatsächlich hinschauen, was Sie die ganze Zeit über gemacht haben. Es versteht die Botschaft. Etwa so:

„Oh, ach du je, ich habe beim Telefonieren noch nie gern mit dem Rücken zur Tür gesessen. Oh! Und noch etwas, ist es nicht an der Zeit, etwas gegen diese quietschende Tür zu unternehmen?!" Und so weiter.

Wir können das alles ganz fröhlich machen, denn es kostet nichts und tut nicht weh!

Wenn wir gerade über Veränderungen reden: Ich glaube, mein Verstand ist damals mit mir durchgegangen! Was geschah wohl mit mir, als ich diese Idee der Veränderung so bereitwillig begrüßte?

Das Leben packte mich und überzeugte mich, dass die passende Veränderung darin bestand, Kisten zu „verrücken", mit Sack und Pack und meiner Familie 2000 Kilometer weg-, nämlich nach Melbourne in Australien umzuziehen. Dann ging der Spaß erst richtig los.

Bald nach unserer Ankunft beging ich eine Dummheit.

Ich willigte ein, einen Freund in die *Spiritualist Church* in der *A'Becket Street* zu begleiten. Damals hatte ich mit Religion nichts am Hut. Ich hatte es redlich mit ihr probiert. In jüngeren Jahren war ich mit zwei Freunden in alle Kirchen gegangen, die wir finden konnten. Doch als ich dort die Antworten, die ich suchte, nicht fand, gab ich auf. Jetzt trottete ich, wie Sie sehen, aus reiner Neugier mit.

Als wir die wenigen Stufen hinaufstiegen, erspähte mich eine zierliche alte Dame mit weißem Haar.

Ohne das geringste Zögern kam sie direkt auf mich zu und sagte: „Sie kommen am Dienstag zu Tulips Geburtstagsfeier."

Zu sagen, ich war überrascht, wäre untertrieben! Was hätte ich sagen sollen als: „Tulips Geburtstag? Ja, ja, gut, richtig, am Dienstag? In Ordnung."

Mehr als fünfzig Menschen feierten diesen Abend. Die Party war für eine zwölfjährige Tulip, die allerdings vor vielen Jahrhunderten in Spanien als Hexe auf einem Scheiterhaufen verbrannt worden war, wie sie mir dann erklärten. Warum sie sich entschied, die nächsten paar Jahrtausende herumzuhängen und den Menschen zu helfen, verstand ich nicht so ganz. Doch ich war froh, dass sie das machte.

Also: Können wir das wirklich alles nur als ungewöhnliche Fügung bezeichnen?

Dass zwei verschiedene Personengruppen, die Tausende von Kilometern getrennt voneinander in verschiedenen Ländern leben, an die gleiche Geschichte glaubten? Sie glaubten alle an

Tulip. Die eine Gruppe „benutzte" sie für ihre Geschäfte und die andere für ihre spirituellen Überzeugungen.

Trotz all dieser Hinweise bedrängten mich noch viele Fragen.

Ich wusste, meine eigenen Großeltern (die ich nie gesehen habe) hielten jede Woche mit ihren dreizehn Kindern, darunter natürlich meine Mutter, Séancen ab, beschworen Geister und hingen dem Spiritismus an.

Doch mein Vater war ein strenger Pastor. Konflikte über Konflikte.

Wenn die Widerstände aufeinanderprallen, klappt Ihnen die Kinnlade herunter, der Verstand springt auf den Köder an und im nächsten Moment zappeln Sie herum und versuchen, die Vorstellung zu schlucken, dass Sie von nichts eine Ahnung haben; Sie können sie nur samt Angelleine und Bleigewicht verschlingen.

Dann plötzlich stehen Sie mit beiden Beinen auf der Erde. Sie wachen auf. Die Farben werden kräftiger. Es ergreift Sie, wenn Sie beobachten, wie sich eine goldene Narzisse im Frühling öffnet. Sie schauen einem Schmetterling zu und spüren die Freude der Zugvögel, die nach Tausenden von Kilometern zu ihrem Nest zurückkehren; Sie bestaunen die winzige Welt im Mikroskop und die unvorstellbare Herrlichkeit des Universums. Das ist *Freiheit.*

Wenn wir das erst können, dann lösen sich alle Fragen über die Wirklichkeit vergangener Leben, über Wiedergeburt, Nahtoderfahrungen und das Channeln von Weisheit durch körperlose Außerirdische. Das verschwimmt im Netz der Ungewissheiten. Es spielt für Sie keine Rolle mehr, ob es einen kosmischen Plan gibt oder ob alles vom Zufall abhängt.

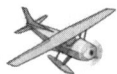 # Flug Nr. 102: Flugplan, Cockpit-Check und Flugbericht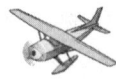

Fertig zum Abflug

1. Halten Sie Ihr Logbuch und Ihren Lieblingsstift bereit.

2. Vergewissern Sie sich, dass Sie entspannt sind und sich wohlfühlen. Legen Sie in Gedanken den Sicherheitsgurt an.

3. Kopfhörer über die Ohren, damit Sie die Sphärenmusik hören oder die Anordnungen des höheren Selbst.

4. Planen Sie die Flugdauer genau: 20, 30, 50 Minuten.

5. Stellen Sie den Wecker.

6. Versuchen Sie nicht, früher zu landen.

7. Startablauf durchgehen – konzentrieren Sie sich, bevor Sie auf den Startknopf drücken. (Prüfen)

8. Vergewissern Sie sich, dass niemand und nichts Sie stört, während Sie langsam zur Start- und Landebahn rollen. (Prüfen)

9. Bereiten Sie sich auf den Start vor. Starten Sie gegen den Wind. Sie dürfen immer vor allen anderen Flugzeugen starten.

10. Heben Sie den Stift hoch und beginnen Sie zu schreiben.

11. Schreiben Sie das Datum und die genaue Uhrzeit auf.

12. Was ist seit Ihrem letzten Flug passiert?

   . . . .

13. Fällt Ihnen auf, dass andere (Freunde, Familienmitglieder, Partner) sich Ihnen gegenüber anders verhalten?

   . . . .

14. Sind jene alten Tagträume immer noch verlockend?

   . . . .

15. Wie geht es Ihnen mit den Widerständen (siehe Flug 101)? Schreiben Sie eine ausführliche Geschichte über Ihre Schwierigkeiten, neue Ideen aufzunehmen – aber hören Sie nicht auf, wenn Sie meinen, Sie kämen schon irgendwie damit zurecht.

   . . . .

16. Ich möchte nicht …

   . . . .

17. Ich würde liebend gern …

   . . . .

18. Legen Sie das Buch sofort beiseite, wenn der Wecker klingelt, auch wenn Sie mitten im Satz sind. Besser eine abrupte Landung als ein zielloses Dahintreiben. Legen Sie das Logbuch auf Ihren Schoß, schließen Sie die Augen und lauschen Sie auf alle Geräusche um Sie herum. Lassen Sie meine CD *Mind Music* laufen, um Ihre Gedanken zu erden.

Nehmen Sie viel später, wenn Sie längst wieder in die Flugzeughalle im Hier und Jetzt zurückgekehrt sind, Ihr Logbuch zur Hand und lesen Sie vom ersten bis zum letzten Eintrag. Ergänzen Sie alles, was Ihnen wichtig erscheint, besonders alle körperlichen, emotionalen, spirituellen Veränderungen und die Veränderungen in Ihren Vorstellungen.

5. Das Mantra

Eine ausgefallene Philosophie nützt nicht mehr viel, wenn der Gerichtsvollzieher an die Tür pocht und die Miete eintreibt:

„Ach, Entschuldigung, ich muss eben noch meine tägliche Unterredung mit den Sternenwesen zu Ende führen, dann habe ich Zeit für Sie – nehmen Sie sich doch einfach ein Kissen und meditieren Sie ein, zwei Stunden für das Wohlergehen der Orangenbäume in Kalifornien ...“

Nein, ich glaube nicht, dass das so geht.

Um Freude an unserem eigenen Dasein zu haben und um gut für uns zu sorgen, müssen wir Enttäuschungen in den Griff bekommen, auch Ärger, Leiden, das durch Täuschungen und Illusionen entsteht, sowie all die eingebildeten Verletzungen, die wir von der Wiege bis zur Bahre herumschleppen, ... alles, was schließlich die Realität ist! Das zauberhafte Leben gelingt uns nur, indem wir kopfüber in das Durcheinander springen, das die meisten von uns vernünftiger Verstand nennen.

Dummerweise gleicht der noch nicht neu geordnete Verstand einem Schwalbenschwarm im Frühling: Alle Vögel flattern am Himmel herum, jeder schießt einzeln herab, steigt wieder auf und schnappt im Flug nach winzigen Leckerbissen. Jedes einzelne Tier gibt sich ganz der Aufgabe hin, sein Nest des letzten Jahres für eine neue Familie zu renovieren. Jedes konzentriert sich auf seine eigenen unmittelbaren Bedürfnisse. Eine übergeordnete gemeinsame Aufgabe ist nicht im Blick. Im Laufe des Sommers verlassen die Jungvögel das Nest und fliegen zum ersten Mal allein.

Allmählich richtet sich der bisher zerstreute „Geist" aller Vögel auf eine einzige Absicht:

Wenn der Winter naht, fliegen sie die enormen Strecken von Stuttgart nach Sydney, von Amsterdam nach Adelaide, von Belgrad nach Brisbane. Um das zu schaffen, müssen sie als *eine* Einheit unterwegs sein, wie ein Kopf handeln, verbunden und zielgerichtet.

Genau wie die Schwalben im Herbst sind wir selbst mit zig Milliarden Gedanken gesegnet; der Trick besteht darin, dass wir ihnen den Formationsflug beibringen.

Denn wenn man um die halbe Welt fliegen will und nicht größer als eine Handfläche ist, muss man alle seine Absichten und Körperkräfte darauf konzentrieren.

Und das führt uns zu einem der größten Widersprüche des zauberhaften Lebens.

Buckminster Fuller (1895 – 1983, ein amerikanischer Architekt und Erfinder) beschreibt ein Phänomen aus der Natur, das er „Präzession" nennt; es besagt, dass wichtige Ereignisse oft im rechten Winkel (90 Grad) zur Richtung der wirkenden Kraft geschehen.

Erklären können wir die Präzession am Königreich (eigentlich Königinnenreich) der Bienen. Die Arbeitsbiene richtet ihr ganzes Leben darauf aus, Nektar zu sammeln. Doch daran denkt sie nicht: Während sie mit ihrem Kopf alle möglichen Verrenkungen macht, um das köstliche Zeug tief in der Blüte herauszusaugen, wischt sie den Pollen ab, der an ihrem Hinterteil klebt. Das bedeutet, die Blumen werden bestäubt, was wiederum bedeutet, dass nächstes Jahr wieder Blumen blühen, und so weiter ...

Wenn wir uns auf ein einziges Konzept versteifen, um dadurch unsere Träume zu verwirklichen, dann bekommen wir vielleicht den Nektar, doch wir verpassen die Bedeutung des

Pollens. Er kreuzt unseren erwünschten Weg sozusagen im rechten Winkel. Wir haben keinen Raum gelassen für diese natürliche Präzession. Wenn wir unsere Ambitionen an der kurzen Leine führen und alle anderen Optionen ausschließen, dann hören wir den Telefonanruf nicht, wenn er aus einer Richtung kommt, aus der wir ihn nicht erwarten. Wenn das Telefon tatsächlich klingelt – und das wird es immer tun –, stellen wir den Anruf meist derart zaghaft und misstrauisch infrage, dass die Natur beim Warten die Geduld verliert und auflegt.

Es ist wirklich so, dass die meisten von uns so konditioniert sind, dass uns der Zauber des Lebens entgeht, die freudige Erkenntnis, dass die *Wünsche* von uns einfachen Sterblichen immer noch geringer sind als das, was uns alles zugedacht ist!

Die gleiche Gefahr besteht, wenn wir uns *zu eng* auf unsere Wünsche konzentrieren.

Um das zu vermeiden, empfehle ich eine Jahrtausende alte Methode. Mit ihr können wir den Verstand von diesen zig Milliarden schwirrender Gedanken erlösen, ohne 19 000 Kilometer nach Australien reisen zu müssen, ja, wir müssen uns dafür nicht einmal aus unserem Polstersessel bequemen. Was für ein Glück!

In Esoterikkreisen heißt diese Übung Mantras rezitieren. Ein Mantra ist ein kurzer Spruch, so etwas wie ein Buch in Kurzform für faule Leser. Oder vielleicht eine bequeme Art, wie „Erleuchtete" Kurzschrift miteinander reden.

Nichts hilft Ihnen besser, sich an etwas zu erinnern, als die Wiederholung. Das ist ganz einfach die Kunst der Gehirnwäsche.

Das hat gar nichts mit Religion zu tun.

Nehmen wir doch mal an, Sie wollen Mantras rezitieren, dann können Sie mit einem ganz bekannten beginnen, dem tibetischen *Om Mane Padme Hum*. Dieses Beispiel zeigt sehr schön, wie eine endlose Wortwiederholung einen Rhythmus aufbaut, der nach und nach den ganzen Verstand in Anspruch nimmt und ausfüllt.

→ Es steht Ihnen völlig frei, die tibetischen Worte zu verwenden oder, für den Anfang vielleicht noch besser: Suchen Sie sich irgendein Wort, das auf einen Vokal endet; das könnte auch Ihr Name sein. Setzen Sie sich ruhig hin und wiederholen Sie das Wort eine halbe Stunde oder länger.

Sie werden merken, dass die *Bedeutung* des Wortes bedeutungslos wird.

Sprechen Sie Ihr Mantra laut aus! Dann passieren zwei kraftvolle Dinge: Der Verstand ist auf nette Weise gezwungen, zu enträtseln, womit Sie ihn gerade füttern, und *gleichzeitig* kommt Ihnen die Vorstellung Ihrer eigenen Wichtigkeit abhanden. Was ist das wert?

Eines meiner Lieblingsmantras murmelte ein tibetischer Mönch vor sich hin, mit dem ich von Hongkong nach Lhasa reiste. Aus verschiedenen Gründen hatten wir zwei Tage lang nichts Richtiges gegessen. Die letzte Etappe der Reise war die Fahrt vom Flughafen zur Stadt, 90 Kilometer in einem überfüllten Zwölfsitzer-Bus.

Weil ich neben ihm saß, hörte ich ihn ein Mantra flüstern. „Was", so fragte ich müde, hungrig und ein wenig respektlos, „ist denn das Mantra für heute?"

Mit breitem Lächeln sprach er lauter: „Om lunch. Om lunch. Om lunch." Auf Deutsch: Om Mittagessen. Om Mittagessen. Om Mittagessen.

Das Mantra hält unseren Verstand beschäftigt, während das Leben stattfindet.

John Lennon sagte einmal „Leben ist das, was geschieht, während man eifrig andere Pläne schmiedet."

Es ist nicht wichtig, unbedingt eine vollständige, wissenschaftliche Beschreibung für unseren wirkenden Verstand zu finden. Lassen Sie uns für unsere Zwecke einfach sagen: Er ist der Teil von Ihnen, der Ihnen mitteilt, dass Sie Hunger haben, schwitzen oder frieren, wütend oder gelangweilt sind ... oder irgendwelche andere Überlebensmechanismen, die meist ohne unsere bewusste Zustimmung mit uns geschehen. Man könnte sagen, er hat seinen eigenen Kopf und regt sich mächtig auf, wenn Sie ihn bitten, die Klappe zu halten und Ihnen ein wenig Ruhe und Frieden zu lassen.

Es geht darum, den ruhelosen Verstand zu überflügeln. Wir müssen ihn von einer anderen Seite packen.

Wie ein Spion in der Nacht schleichen wir uns am besten an und geben ihm etwas, was seine Aufmerksamkeit ablenkt, während wir zum Kern unserer Wünsche vordringen.

In den folgenden Kapiteln kommen wir auf die Verwendung von Mantras zurück.

Bis dahin ist hier eines, das nicht nur gut ist fürs Gehirn, sondern auch unglaublich nützlich, um Unsicherheit zu überwinden, Selbstzweifel und das ständige Gefühl der Erfolglosigkeit. (Das klingt jetzt aber beinahe wie die Verschreibung eines bekannten Bach-Blüten-Mittels!)

Es lautet:

„Ich tue mein Bestes, so gut ich kann.“

Wenn immer ich das Gefühl habe, etwas nicht so gut gemacht zu haben, wie ich es gern gemacht hätte, sage ich mir: „Ich tue mein Bestes, so gut ich kann“, im Flüsterton (damit mich niemand hört – ich möchte ja nicht, dass man mich für *völlig* gestört hält!).

Egal, was Sie jetzt dazu sagen, Sie werden Ihren Alltag anders erleben.

Hier ist noch ein Mantra zum Aufschreiben und Üben. Probieren Sie es unbedingt aus:

„Ist das nicht interessant?!"

Beobachten Sie, wie es sofort seine Wirkung entfaltet, wenn Sie einen Streit schlichten wollen oder wenn Sie sich wundern, warum das Pech gerade wieder Sie Unglücksraben ereilt.

„Wie interessant, dass ich auf meinen besten Freund wütend bin."

„Wie interessant, dass mein Chef nicht sieht, wie wertvoll meine Arbeit für die Firma ist."

In meinen Seminaren schlage ich den Teilnehmern vor, diese nützliche Übung regelmäßig zu verwenden. Ja, ich habe auch schon oft gesagt, ich hätte gern diesen Spruch „Ist das nicht interessant" auf meinen Grabstein gemeißelt.

6. Die englische Ärztin

Bei mir zeigte sich die „Präzession" (siehe oben) so:

Kurz nach der denkwürdigen Begegnung mit Tulip in Melbourne bekam ich meinen Traumjob. (Tulip sei Dank!) Das war ein Arbeitsplatz, für den man – so sagt man bei uns – seinen linken Arm opfern würde. (Oder, falls Sie Linkshänder sind, … ach, vergessen Sie's!)

Künstlerischer Direktor für Grafik bei GTV9, Australiens bedeutendstem privaten Fernsehsender.

Das waren noch Zeiten … Schwarz-Weiß-Tage in mehrfacher Hinsicht. Alles war neu. Das war lange, bevor der alles verschlingende Kommerz überall maßgebend wurde. Wir hatten im Wesentlichen völlige Freiheit und machten, was uns gerade einfiel.

Wir schürften in unserer eigenen Diamantenmine und schöpften aus dem Vollen.

Ich kann das sogar an einem genauen Datum festmachen, denn ich war an der Sendung zur ersten Mondlandung mit Neil Armstrongs Mondspaziergang beteiligt. Unsere Abteilung war, ebenso wie die Techniker, monatelang mit den Vorbereitungen beschäftigt.

Wegen der Position des Mondes zum Zeitpunkt der historischen Mondbegehung wurde – was kaum bekannt ist – die gesamte Mondübertragung von GTV9 in Melbourne aufgenommen und von dort nach Houston/Texas und in die ganze Welt übermittelt.

Sie können sicher sein, dass ich im Kontrollraum war, als dieses Ereignis geschah. Damit gehörte ich für ein paar Mikrosekunden lang zu den allerersten vier Menschen weltweit, die den Mann auf dem Mond sahen!!

Beim Fernsehen zu sein gab mir mehr, als ich mir je hätte träumen lassen. Es bot mir die Gelegenheit, eine ungewöhnliche englische Ärztin kennenzulernen, die ein Kollege damals interviewte.

Dr. Nell Holmes war *nicht irgendeine* Ärztin. Sie hatte im Vereinigten Königreich durch ihre natürliche Fähigkeit, Menschen zu heilen, und durch ihre Erfolge bei hartnäckigen Patienten Neid und Misstrauen ihrer Kollegen auf sich gezogen. Es blieb ihr kaum etwas anderes übrig, als zur Rechtfertigung eine Ausbildung in geistigem Heilen (in Verbindung mit Numerologie) anzugehen; und das wiederum stellte ihre eigene Welt im wahrsten Sinn des Wortes auf den Kopf, als sie einen Ruf nach Tasmanien annahm und dort Vorlesungen über ihre Arbeit hielt.

Der Empfang war, glaube ich, überwältigend. Jedenfalls beschloss sie, sich in Melbourne anzusiedeln, und wohnte in einer gepflegten Nachbarschaft, umgeben von Wildblumen und gebildeten Menschen.

Mit meiner Frau Dinah und meinen beiden Kindern machten wir gerne Ausflüge zu ihrer „Ranch" und verbrachten gemeinsam einen netten Sonntagnachmittag.

Doch kein einziges Mal erwähnten wir, dass mein sechsjähriger Sohn Craig seit seiner Geburt auf dem linken Auge blind war. Verschiedene Ärzte hatten uns gesagt, dass diese Fehlsichtigkeit aufgrund fehlender Nervenenden nie korrigiert werden könne.

Es war ja nicht so, dass wir gar nicht daran dachten, doch um im Alltag zu bestehen, muss man eine solche Diagnose zu einem gewissen Grad verdrängen. Aus irgendeinem Grund, der mir nie ganz klar war, fragte ich an einem sonnigen Tag, nachdem Nell Plätzchen und englischen Tee serviert hatte: „Kannst du dir mal Craigs Auge anschauen?"

Noch während ich dies schreibe, habe ich ihr seltsames leises Lächeln vor Augen. Als hätte sie uns die ganze Zeit die Schokolade vorenthalten. „Ich kann nur helfen, wenn jemand um Hilfe *bittet*", erklärte sie.

Draußen zirpten die Zikaden und ein paar Kängurus hüpften am offenen Fenster vorbei, während Nell mit zwei Fingern irgendeine Stelle an Craigs Hinterkopf rieb. „Ah", meinte sie, „da ist es ja."

Einen Augenblick war Pause, dann wandten wir uns wieder unserer Unterhaltung, dem Tee und den Keksen zu.

Am nächsten Morgen kam Craig zu uns ins Bett geklettert. „Mama, Papa", sagte er, „ich sehe mit diesem Auge!"

Ist das etwa ein Wunder oder was sonst?

Er konnte nun mit seinem „blinden" Auge Umrisse und Farben sehen. Wir waren überwältigt und überglücklich. Das einzig Beunruhigende an der Sache war, dass Nell, nachdem sie Craig geholfen hatte, sich zu mir wandte und sagte: „Du kannst das auch. Irgendwann wirst du so etwas machen."

Ich möchte in aller Deutlichkeit klarstellen, dass ich mir das absolut nicht hätte vorstellen können; unter keinen Umständen.

Es war in Ordnung, dass eine fertige Ärztin mit jahrelanger Ausbildung und Erfahrung in Medizin und geistigem Heilen das machte. Aber ich? Ausgerechnet ich! Ich hatte niemals mit jemand zu tun, der sich auch nur den Knöchel verstaucht hatte, geschweige denn ernstlich krank war.

Damals galt es schon als sehr fortschrittlich, wenn man diese Art des Heilens auch nur in Erwägung zog. Für uns waren die Besuche bei Nell so ziemlich das Äußerste, wozu wir bereit waren. Rückblickend hat mich das Universum bei manchen Gelegenheiten mit manchem Rückwärtssalto verblüfft, aber es hatte mich nie so unmittelbar mit einer so ungeheuerlichen Idee konfrontiert.

Nun war es geschehen.

Heute, dreißig Jahre danach, sitze ich hier in Deutschland und schreibe dieses Buch (die erste Fassung); dabei bin ich mir sehr wohl bewusst, welche Auswirkungen Nell in meinem Leben anstieß. Sie *wusste einfach*, dass jede und jeder so etwas kann! Dafür ist kein Guru-Trip notwendig! Nicht nötig, ein Aussteiger zu werden! Es braucht nichts weiter als eine gute Tasse Tee, ein sonniges Zimmer und die Bereitschaft, anderen zu dienen.

Danke, Nell, ... wo immer du bist ..., hier ist ein „Schüler", der dir auf ewig dankbar ist.

7. Das Geschenk

Neuseeland hat bekanntlich von allen erreichbaren Orten aus die größtmögliche Entfernung – es sei denn, Sie leben dort, dann ist es einfach der Mittelpunkt Ihres Universums.

Neuseeland ist vorwiegend ein Agrarland mit nur vier Millionen Menschen und 80 Millionen Schafen. Man munkelt, dass die meisten Politiker in Wirklichkeit wiedergeborene Schafe sind.

Obwohl es so ein kleines Land ist, kommen hier fast alle geografischen Merkmale vor, die sonst auf der weiten Welt verstreut vorhanden sind! Neuseeland gleicht einem geografischen Reiseführer für das Universum in Taschenausgabe.

Ein Neuseeländer hat den Bungeesprung erfunden, ein anderer die Schädlingsbekämpfung aus der Luft. Neuseeland war das erste Land, in dem die Frauen das allgemeine Wahlrecht bekamen, und das erste (und einzige?), das sich als ganze Nation zur kernkraft- und atomwaffenfreien Zone erklärte.

Und es schenkte der Welt die Kiwifrucht!

Die Maori von Aotearoa (Neuseeland) hatten die höchste Steinzeitkultur, die überliefert ist.[1] Diese neolithische Kultur beruhte auf einem komplexen Sozialwesen.

Die Maori sind bekannt für ihre Naturverbundenheit und den Respekt der Natur gegenüber.

Sie sind die größte Gruppe der Polynesier, die sich als Seefahrer im Pazifik einen Namen gemacht haben. Ihr Gebiet umfasst

Hawaii, Tahiti, die Cookinseln, Samoa und Hunderte von Atollen und Inseln.

Nach der polynesischen Kosmologie gibt es keine Trennung zwischen Zeit und Raum. Die moderne Physik fängt gerade erst an, dieses Konzept wissenschaftlich nachzuvollziehen.

Wenn wir dem zustimmen, dann stimmt es auch und ist wahr, dass alle unsere Vorfahren und Nachkommen genau *jetzt* existieren und den Kosmos gemeinsam mit uns erleben.

Ich hatte Glück, weil meine Mutter, lange bevor sie anfing zu schreiben, als Krankenschwester in einem Krankenhaus auf dem Lande arbeitete und mit den Heilmethoden der Maori sehr vertraut war. Sie sprach nicht oft darüber in aller Offenheit, aber wenn, dann hörte man unterschwellig ihre Achtung für diese Vorstellungen heraus und etwas ganz Tröstliches.

Bekamen Sie jemals, vielleicht zum Geburtstag oder zu Weihnachten, ein Geschenk und wussten dann nicht recht, wie Sie sich bedanken sollten, weil Sie das Ding nicht wirklich brauchten?

So ging es mir. Ich wusste nicht, was ich damit anfangen sollte. Ja, ich hatte nicht einmal eine Idee, was es war! Es, ... nun ja, es geschah einfach irgendwie.

Tatsächlich brauchte ich sehr lange, bis ich selbstverständlich damit umgehen konnte.

Was die Sache noch komplizierter machte: Erst in den letzten Jahren wurde die Möglichkeit anerkannt, dass ein Mensch ohne ersichtliche Intervention unmittelbar auf den körperlichen Zustand eines anderen einwirken kann.

Heute ist das Allgemeinwissen.

Doch damals bemerkte ich nur, dass etwas Ungewöhnliches um mich herum vor sich ging, weil mich häufig Menschen um Hilfe bei ihren Problemen ansprachen. Wenn ich einmal eine

Freundin hatte – und das geschah selten genug –, war ich immer wieder frustriert, weil sie alle nur *reden* wollten!

Oft kamen kranke Tiere zu mir.

Wenn Sie diese natürliche Begabung haben, klopft Ihnen niemand auf die Schulter und sagt: „Richtig, im nächsten Semester studieren Sie Heilung Nr. 101. Sie haben nur eine 4 in Mathematik, deshalb ist Heilung der geeignete Kurs für Sie, fangen Sie schon an zu lesen."

In den westlichen Kulturen stößt die Vorstellung, dass ein Mensch den Gesundheitszustand eines anderen unmittelbar verändern kann, immer noch auf Misstrauen. Eine rühmliche Ausnahme ist die katholische Kirche.

Welch eine Überraschung für mich! In einem Interview mit mir bei Radio Pittsburgh entgegnete Ron Lindgren, der damalige Pressesprecher der katholischen Kirche in den USA, einem skeptischen Anrufer: „Wir sollten nicht überkritisch sein, denn viele Jahrhunderte hat die Kirche Wunderheilungen anerkannt. Wir haben immer zugegeben, dass manche Menschen die Fähigkeit besitzen, geistige oder körperliche Veränderungen bei Kranken herbeizuführen."

Die Aufzeichnungen belegen, dass die meisten Heiligen deshalb heiliggesprochen wurden, weil ihre heilerische Fähigkeit wie ein Wunder aussah.

Glücklicherweise drohen einem Heiler im 21. Jahrhundert nicht mehr Folter und Exkommunikation – wie das früher der Fall war, wenn er nicht gerade Priester war.

Der berühmte russische Schriftsteller Leo Tolstoi wurde exkommuniziert, weil er 1895 wagte, ein Buch zu schreiben mit dem Titel *Das Himmelreich in euch*; in die heutige Sprache übersetzt heißt das: Jeder ist von Natur aus ein Heiliger, ein Heiler, ein Held.

Das erste Buch, das ich von vorn bis hinten las, war Tolstois *Krieg und Frieden*. Mein ältester Bruder Ralph hatte es mit nach Hause gebracht und wollte es gerade lesen, als ich es mir schnappte und buchstäblich verschlang! Diese Geschichte weckte meine Faszination für Tolstois Russland. Noch ohne jede Vorstellung davon, dass ich später einmal für so viele Jahre meines Lebens dort leben würde. (Ja, mir bot sich dann sogar die unglaubliche Gelegenheit, auf dem Stuhl zu sitzen, auf dem Tolstoi seine Bücher geschrieben hatte, und sein schlichtes Grab besuchte ich im Wald, den er so liebte. Schauen Sie sich den Film *Die letzte Station* an, über die letzten Wochen seines Lebens!)

Ständiges Lesen steigerte meinen ohnehin starken Wunsch zu reisen; allerdings nahm ich noch kaum zur Kenntnis, dass polynesische Heiler – Kahili King beschreibt das in seinem Buch *Der Stadtschamane* – auf zweierlei Arten Wissen erwerben: *tohunga*, die Art der Maori, und *kahuna*, die hawaiianische Art:

Bei der einen sitzt man einem Lehrer zu Füßen und hat ziemlich dieselbe Beziehung wie zwischen Guru und Schüler in Indien.

Bei der anderen erwirbt man Wissen durch unermüdliches Reisen, finanziell (mehr oder weniger!) unterstützt durch seine Fähigkeit, anderen Menschen zu dienen. Man begegnet Dutzenden von Lehrern, hört sie an, ohne sich einem Einzelnen in besonderer Verehrung anzuschließen.

Könnte das auf mich zutreffen? Könnte es sein, dass ich ein Seefahrer bin? Ein Reisender, der überall zu Hause ist!

Ich werde jetzt nicht so tun, als ob „Gott" mich eines Morgens angerufen hätte, ich mit bebenden Händen und einem andauernd leuchtenden Heiligenschein erwacht wäre und mein Geist seither ringsherum bedingungslose Liebe und Frieden ausströmte.

Nein, tut mir leid; das wäre eine tolle Geschichte gewesen! Die Wahrheit ist, dass ich jeden Gedanken an eine Begabung oder eine Aufgabe verscheuchte, bevor ich ihn denken konnte.

Viel Arbeit war nötig, um die Verwirrungen und die Brüche aus all den ungeheuerlichen und einzigartigen Ereignissen in meinem Leben zu überwinden.

Natürlich vergingen noch viele Jahre, in denen ich mir nie vorstellte, dass meine Fähigkeiten einmal von der Welt der Wissenschaft und Medizin gemessen würden.

Wie bei mir so gibt es für die meisten Menschen einen besonderen Augenblick im Leben, in dem wir die Chance haben, innezuhalten. Man erinnert sich an seltsame oder gar unerklärte Dinge und erhascht plötzlich einen kurzen Ausblick auf den vorbestimmten Weg.

Wenn wir erst einmal wissen, wie wir nach diesen Chancen suchen können, bemerken wir, dass sogar in den allergewöhnlichsten Momenten ganz Außergewöhnliches passiert.

Für mich tauchten eine Reihe von Dingen auf, die ganz bestimmt nicht in die Welt der Werbung oder des gesunden Menschenverstandes passten. Wohin ich mich auch wandte, das „Feld" gab mir einen leichten Tritt in den Hintern, um mich auf dem Weg in Bewegung zu setzen, für den ich hierhergekommen war. Und ich erwies mich als langsam lernender Schüler!

Zu meiner Rechtfertigung kann ich einiges anführen. Ich hatte mir einen überzeugten Methodistenpfarrer als Vater ausgesucht. Ich respektierte seine Ansichten, doch als Kind konnte ich bei seinen Predigten nicht still sitzen, ohne ununterbrochen Fragen zu stellen, genauer gesagt: zu denken.

An der Rückwand unserer bescheidenen Holzkirche hingen künstliche Lorbeerblätter, etwa fünfzig Zentimeter groß, auf denen nur drei Wörter standen. Sie verkündeten: Gott ist Liebe. Da hatten wir den Salat. Wie musste dieses Durcheinander heißen? Meine kindlichen Gedanken gingen ungefähr so: Ist Gott Liebe? Oder gilt gleichermaßen: Liebe ist Gott! Vielleicht sogar: Gott Liebe *ist*.

Daran kaute ich mindestens zehn Jahre herum, Ich saß da und sah mit an, wie die Blätter immer stärker verblassten und verstaubten, bis ich eines Tages alt genug war und mir sagte: „Es reicht."

Ich hatte mich entschieden: Gott Liebe *ist*.

Wenn Gott Liebe existiert, dann müssen wir sie auch erleben können.

Sie erwartet bestimmt nicht von Ihnen, dass Sie einfach glauben. Schließlich ist Glaube [engl.: *belief*] nur etwas, was dem Gefühl nach wahr ist. Der Glaube als Bekenntnis [*faith*] ist anders. Da erwartet jemand von Ihnen, dass Sie glauben, weil er es selbst tut.

Glaube und Bekenntnis sind wie Bäume ohne Wurzeln – viel Blattwerk, aber kein Halt.

Man wird das unangenehme Gefühl nicht los, dass etwas fehlt.

Schlimmstenfalls zermürben und quälen wir uns, verachten uns als wirklich böse Ungläubige, die ja wohl geisteskrank sein müssen. Bestenfalls setzen wir ein Lächeln auf, ringen uns zu dieser Sicht durch, begleitet von einem Stoßgebet, dass es um Himmels willen echt sein darf.

Die felsenfeste Überzeugung, dass jeder einen Weg finden kann, seine eigene heilerische Fähigkeit zu entdecken, ist der Grund, warum ich dieses Buch schreibe. Wenn es *mir* passieren kann, dann kann es *Ihnen auch* passieren. *Sie können Ihre Familie und Ihre Freunde heilen und mit etwas Übung den Sinn Ihres Lebens entdecken, indem Sie anderen dienen.* Ich möchte Ihnen nur zeigen, wie Sie das erreichen.

8. Spiritualität
[Being Spiritual – Spiritual Being]

Als Erstes ist das angestrengte Bemühen zu vermeiden, unbedingt „spirituell" sein zu wollen. Damit können Sie ein ganzes Leben vergeuden, denn Sie befinden sich ohnehin auf einer Rundreise. Jeder bekommt bei der Geburt automatisch eine gültige Rückfahrkarte nach Hause ausgestellt (– ein Visum ist nicht nötig). Es gibt keine Ausnahmen. Spirituell waren Sie, bevor Sie hier ankamen, und spirituell werden Sie auch wieder ans Ziel zurückkehren.

Die Zwischenzeit – machen Sie etwas daraus!

In Boston hörte ich diese nette Geschichte von einer Familie mit zwei Kindern: Die ältere, Jennifer, war vier Jahre alt, ihre Schwester drei Monate. Eines Abends saßen die Eltern beisammen und lasen in aller Ruhe. Durch das Babyfon hörten sie, wie Jennifer in das Zimmer ihrer kleinen Schwester ging. Sie beugte sich über sie und flüsterte: „Kannst du mir sagen, wie Gott ist? Ich vergesse es allmählich."

Das sind die Voraussetzungen.

Achtung, eine Durchsage: Sie haben im größten Preisausschreiben aller Zeiten gewonnen. Dem allergrößten. Hätten Ihre Mutter oder Ihr Vater nicht im richtigen Moment geniest, würde jetzt Ihr Bruder oder Ihre Schwester dieses Buch lesen.

Und hier ist Ihr Gewinn: die Chance, in der materiellen Welt zu leben.

Und das sind die Spielregeln:

1. Sie werden nicht wissen, *warum* Sie das große Los gezogen haben.

2. Sie werden sich nie sicher sein, ob Sie richtig spielen.

3. Alle um Sie herum haben keine Ahnung, wer Sie wirklich sind oder warum Ihr Gewinn immer wieder anderen Gewinnanteilen in die Quere kommt.

4. Sobald Sie meinen, Sie wüssten, worum es geht, ändert sich das Spielfeld und Sie fangen wieder von vorn an.

5. Menschen, die genauso verloren sind wie Sie, finden Trost im angestrengten Bemühen, Sie das Spiel verlieren zu lassen.

Als ob das noch nicht genug wäre: Sie sind mitten in einer menschlichen Kultur ausgesetzt worden, die sich weder um den Ort kümmert, an dem Sie leben, noch um die anderen Mitreisenden, noch um die Natur selbst.

Das sieht nicht gerade nach einem tollen Preis aus!

Doch Sie sind offensichtlich hier. Falls Sie nicht wissen, warum Sie leben – hier ist eine einfache Antwort.

→ Schreiben Sie Folgendes auf: Wir sind hier, um zu lernen, anderen zu dienen. Das ist keine allzu schwierige Aufgabe. Nicht nur das, Ihre Rückkehr zur Freude hängt davon ab.

Sind Sie schon einmal jemand begegnet, der immer deprimiert schien? Vielleicht ein Freund oder ein Partner? Jemand, den Sie gut kennen. Eine Depression tritt auf, wenn das Leben keine Aufgabe hat, stimmt's?

In fast allen Fällen liegt die Ursache der Depression in mangelndem Lebenssinn, der fehlenden Verbindung zur Ganzheit.

Nur zwei Dinge im Leben wissen wir sicher:

1. Ich bin hier und lebendig.
2. Jedes fühlende Wesen (eines davon sind Sie) wird eines Tages sterben.

Alles andere ist Spekulation und Täuschung.

Wenn Sie das nicht unsicher macht!

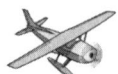 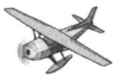

Flug Nr. 103:
Flugplan, Cockpit-Check und Flugbericht

Änderung von Plänen

1. Halten Sie Ihr Logbuch und Ihren Lieblingsstift bereit.

2. Vergewissern Sie sich, dass Sie entspannt sind und sich wohlfühlen. Legen Sie in Gedanken den Sicherheitsgurt an.

3. Kopfhörer über die Ohren, damit Sie die Sphärenmusik hören oder die Anordnungen des höheren Selbst.

4. Abflugkontrolle. Lesen Sie noch einmal, was Sie zwischen den Flügen aufgeschrieben haben. Schreiben Sie weiter, wann immer Sie in der Stimmung dafür sind. Verwenden Sie ganz bewusst Zeit darauf zurückzublicken, einen Zusammenhang zu früheren Erinnerungen herzustellen.

5. Nehmen Sie den Stift zur Hand. Schreiben Sie das genaue Datum und die Uhrzeit auf.

6. Gerade als Sie sich zum Start einreihen, teilen Ihnen die lästigen Wichtigtuer vom Kontrollturm mit, dass Ihr ganzer Plan nicht genehmigt wird.

7. Was machen Sie?

8. In einem einzigen Augenblick verändert sich Ihr ganzes Leben. Wie kommen Sie damit zurecht?

9. Schreiben Sie auf, wie Sie sich in ähnlichen Situationen verhalten haben, schreiben Sie weiter! Denken Sie darüber nach und schreiben Sie (ausführlich),

was Sie getan haben, als es nicht Ihre eigene Entscheidung war, Veränderungen zu vollziehen. Seien Sie ehrlich.

10. Wie oft haben sich rückblickend solche Ereignisse als nützlich herausgestellt?

11. Erstellen Sie eine Liste mit Veränderungen, mit denen Sie problemlos „spielen" können.

Legen Sie Ihr Logbuch auf Ihren Schoß, schließen Sie die Augen und lauschen Sie auf alle Geräuschen um Sie herum. Lassen Sie die CD *Mind Music* laufen, um Ihre Gedanken zu erden.

Tief in jeder lebenden Zelle
wohnt die Ur-Erinnerung an die
mächtigste Kraft im Universum
– den Überlebenswillen.

*

Allein unsere Unwissenheit hindert uns daran,
diese Freude zu erkennen.

9. „Heiler?"

Tut mir leid, falls ich Sie verwirre, doch immer, wenn ich das Wort „Heiler" schreibe oder denke, möchte ich ein Fragezeichen dahintersetzen.

Es wurde so oft missbraucht und fehlinterpretiert, dass es eigentlich seine ursprüngliche Bedeutung verloren hat. Wir müssen unseren Sprachgebrauch klären, damit wir dasselbe meinen, wenn wir miteinander sprechen.

Es war einmal ein Mann, der liebte Schokolade über alles. Wie glücklich war er, als er einen Traumjob in einer Schokoladenfabrik bekam! An seinem zweiten Arbeitstag roch er die köchelnde Schokolade, in einem riesigen Kessel. Ahh! ... Der Geruch! Ohh! ... Die Farbe ... mmmh!

Vielleicht, so dachte er, „könnte ich ein klein wenig probieren, wenn ich mich nur ein bisschen weiter vorbeuge." Dann nahm das Unheil seinen Lauf, er rutschte aus und schwupp!, flutschte er in die dicke, schwarze Masse.

Aus Todesangst fing er an zu schreien: „Feuer, Feuer!"

Seine Kollegen kamen angelaufen, fischten ihn heraus und fragten: „Wo ist das Feuer, wir haben kein Feuer gesehen?"

Da antwortete er: „Hättet ihr mich so schnell gerettet, wenn ich ‚Schokolade, Schokolade' geschrien hätte?"

Wenn uns der Sprachgebrauch zwingt, „Heilen" statt „Schokolade" zu sagen, dann wissen wir zumindest in diesem Buch, dass wir etwas anderes als – nun ja, eben Heilen? meinen.

„Heilen?" Mit diesem Wort wollen wir sehr vorsichtig umgehen.

Wenn es um die Ausübung von Heilen? geht, springen uns viele wichtige Fragen an.

Sind da überall Heiler? am Werk?

Im Laufe der Geschichte hat es immer Schamanen, Kräuterhexen, Medizinmänner, Magier gegeben und wie sie alle genannt wurden. Gemeinsam war ihnen, dass sie ihr ganzes Leben ihrer Kunst weihen und lernen mussten, um in ihrer Gesellschaft anerkannt zu werden. Das Recht zur Ausübung wurde meistens von einer Generation auf die nächste vererbt.

Es ist heute Mode und prestigeträchtig, sich als „Heiler" zu bezeichnen. Dieser Titel verschafft hohes Ansehen, doch nur sehr wenigen Menschen ist bewusst, dass damit eine große Verantwortung einhergeht und eine ganz andere Lebensweise erforderlich ist.

Wenn wir wissen, dass die Natur uns schon mit einem Wiederherstellungsprogramm zur Selbstregeneration ausgestattet hat, dann können wir uns völlig entspannen und sicher sein, dass wir unsere eigenen Heiler sind.

Für die meisten Menschen ist das Schwierige an diesem Ansatz, dass er zu einfach erscheint.

Selbst wenn wir diesen Punkt akzeptieren, erfordert es immer noch viel Mut, über die rationale Bildung und Erziehung hinauszugehen, unter der die meisten von uns irgendwie gelitten haben.

Anfangs finden wir es sehr tröstlich, diese neue Philosophie anzunehmen, doch sie nützt uns erst, wenn sie zu unserer Lebensweise geworden ist.

Zum Glück ist der neue Weg so klar und förderlich, dass wir uns schon bald fragen, warum um alles in der Welt wir nicht schon viel früher davon gehört haben, *vor* all diesen dummen „Fehlern" bei unseren Entscheidungen.

Obwohl meine Welt sich exponentiell erweiterte, war all dies für mich immer noch eher eine Unterbrechung als ein ernsthafter Kurswechsel. Jahrelang beschränkte sich mein Engagement auf die Lektüre von Büchern wie *Die Möwe Jonathan*, Bücher von Lobsang Rampa. Das bahnbrechende Buch *PSI: Die wissenschaftliche Erforschung und praktische Nutzung übersinnlicher Kräfte des Geistes und der Seele im Ostblock* – nur ein Echo auf mein zartes Interesse an allem Russischen.

In dieser Zeit entwarf ich Werbekampagnen; schrieb eine wöchentliche Film- oder Theaterkritik für eine größere Zeitung; ich unterrichtete an einer Schule für Film und Fernsehen und war absolut süchtig nach dem Adrenalinpegel, den man braucht, um Termine einzuhalten und Drehbücher zu schreiben.

Nein, nein, da war kein Blitzstrahl, doch als ich mich eines Morgens hinsetzte, um eine dringende Fernsehwerbung zu schreiben, war es auf einmal, als hätte jemand einen Schalter umgelegt. Kein Zweifel: Ich konnte einfach nicht mehr schreiben. Der Rhythmus der Tastatur hatte seine Anziehungskraft verloren.

Da wusste ich, es war an der Zeit, alles zu verkaufen, ein paar Habseligkeiten ins Auto zu packen und die 2000 Meilen von Perth nach Sydney zu fahren. Bestimmungsort und Bestimmung völlig ungewiss.

Folgendes lohnt sich zu merken: Wenn wir aus den tiefen Furchen heraustreten, die wir aus Gewohnheit und Angst vor dem Loslassen, gezogen haben, ist die Hölle los!

Zum ersten Mal in meinem Leben ging mir das Geld aus und ich wurde nicht gerade höflich gebeten, aus der gemieteten Wohnung zu verschwinden. Ich lebte nun in meinem Auto; witzigerweise hatte ich diesen Nobelschlitten behalten; da saß ich nun mit meinem Hund ohne einen Cent Geld am Straßenrand und dachte über mein Schicksal nach. Natürlich befragte ich Gott dazu. Doch in einem etwas anderen Tonfall als Neale Donald Walsch [Autor der *Gespräche mit Gott*, Anm. d. Verlags].

In der Woche darauf ging ich in die öffentliche Badeanstalt, wusch mir die Haare und bewarb mich um eine Stelle. Sofort bot man mir einen Job als Direktor einer Filmgesellschaft an, für die ich erster Klasse im Land herumreiste, mögliche Kunden besuchte und zu wichtigen Geschäftsessen einlud.

Diesen Job behielt ich so lange, bis ich wieder eine Bleibe hatte, dann packte mich das vertraute Gefühl wieder. Ich sagte zu mir selbst: „He, ich bin ein Reisender in der ersten Klasse. Ich muss weiter."

Damals gab es in Australien eine neue Regierung (Gott segne sie!), die mit ihrer Kunstförderung über jedes Ziel hinausschoss. Wer sich mit der Bezeichnung Kunstschaffender wohlfühlte, der entdeckte über kurz oder lang, was wir schönfärberisch den „inoffiziellen Zuschuss" nannten.

In anderen Ländern heißt das eher Arbeitslosenunterstützung oder Sozialhilfe. Doch wir brauchten dieses indirekte Einkommen, es gab uns Raum für neue Ideen. Das funktionierte hervorragend. Die meisten australischen Filme aus dieser Zeit wurden mithilfe jener inoffiziellen Subvention geschrieben und gedreht.

Es spielte keine Rolle, dass ich am Ende der Woche nur zwanzig Cent in der Tasche hatte. Ich hatte eine unglaubliche Freiheit, widmete mich wieder dem Schreiben und legte ungezählte Kilometer auf meinem Lieblingsfahrrad zurück.

Schon bald probierte ich andere Lebensstile aus – als ob es nicht schon genügend Veränderungen in meinem Leben gegeben hätte!

10. Wie unser Schiff gelotst wird – der kosmische Plan

Zwar konnte ich mich noch gut an Nells Worte erinnern, doch jahrelang tat ich nichts dafür. Meine Werbe- und Filmfirma nahm meine Aufmerksamkeit sieben Tage in der Woche in Anspruch.

Damals praktizierten in den meisten Ländern nur Mitglieder der spiritistischen Freikirchen (*Spiritualist Church*) geistiges Heilen. Das fühlte sich besser an. Ich ging ab und an zu ihren Treffen.

Mir fiel nicht auf, dass ich bei diesen Treffen wahrgenommen wurde.

Doch nach den wenigen Besuchen fragte mich eine junge Dame, die ich kaum kannte, ob ich ihr ein „Healing" geben könne.

Sie erzählte mir, dass ihre Schilddrüse nicht funktionierte und in der darauffolgenden Woche operativ entfernt werden sollte. Puh! Ich hatte und habe bis heute keine Ahnung davon, was eine Schilddrüse ist. Doch in meiner naiven Unwissenheit dachte ich mir: Wenn das Ding lediglich nicht funktioniert, aber nicht verdorben ist und zu stinken anfängt, kann man es dann nicht drinlassen?

Wie auch immer. Weil sie solche Angst hatte, verabredeten wir uns für den nächsten Tag bei mir zu Hause. Mir blieb keine Zeit für einen Rückzieher.

Bevor sie kam, stellte ich einen gewöhnlichen Küchenstuhl mit gerader Lehne mitten in mein Wohnzimmer. (Es war mir zu peinlich, ihr vorzuschlagen, sich *hinzulegen*, auch wenn das für sie viel bequemer gewesen wäre.)

Ich bat sie, ihre Augen zu schließen (– diesen Teil der Übung wusste ich immerhin schon) und wedelte irgendwie mit meinen Armen, um ihre Aura zu reinigen, ... so dachte ich jedenfalls.

Ich trat einen Schritt zurück und wartete auf ein dankbares Seufzen. Sie bewegte sich nicht. Eine Minute. Zehn Minuten. Nichts. Funktioniert Heilung so? Ohne Ausbildung hatte ich keinen Lehrer, den ich hätte anrufen können. Ich hatte doch nur mit meinen Händen um sie herumgefuchtelt.

In mir stieg Panik hoch. Sie schien in einer Art Koma zu sein. Vielleicht in einer Trance. Rühr' sie nicht an!, sagte mir meine innere Stimme.

Sollte ich einen Krankenwagen rufen? Und wenn er kam? Was sollte ich den Sanitätern sagen? „Diese Dame, die ich nicht kenne, kam herein, setzte sich hin und bekam diesen Anfall ..."?

Wenn die medizinische Wissenschaft sagt, es sei unmöglich, jemand auf diese Weise zu beeinflussen, kann ich dann für diese Tragödie verantwortlich gemacht werden?

Viel zu lange verharrte sie in diesem Zustand, doch plötzlich zuckte sie zusammen und riss ihre Augen auf, wie nach einem elektrischen Schlag. „Vielen, viiieeelen Dank!", sagte sie. „Ich fühle mich sooo wohl!"

Ich mich nicht. Ich lotste sie rasch zur Tür, bevor noch mehr geschehen konnte. Wenn sie das noch einmal macht, dann aber bitte nicht in meiner Nähe!

Reichlich erschüttert (bei diesem Termin hatte ich *nicht* das Gefühl, ich hätte Geld verlangen sollen!), beschloss ich augenblicklich, dass meine Laufbahn als Heiler sich meiner Karriere als Filmdirektor genauso wie die Schilddrüse dieser Dame anschließen sollte: operativ entfernt – ohne jeden Widerspruch!

In der darauffolgenden Woche versteckte ich mich die meiste Zeit wie ein Verbrecher, aus Angst, der Sheriff käme mit einem Suchtrupp, würde sich gewaltsam Zutritt verschaffen und mich am nächsten Baum aufknüpfen.

Dann klingelte das Telefon. Sie rief an. Wieder geriet ich in Panik.

Wie freundlich sie klang: „Der Chirurg untersuchte mich vor der Operation noch ein letztes Mal", sprudelte es aus ihr heraus. „Seiner Meinung nach muss es sich um eine Fehldiagnose gehandelt haben, meine Schilddrüse arbeitet sogar besser als normal für eine zweiunddreißigjährige Frau."

Zurück ans Reißbrett, wie wir damals sagten. Ein neuer Anfang!

Mir entfuhr ein tiefer Seufzer der Erleichterung und Dankbarkeit, nicht nur ihr gegenüber für ihre Eingebung, ausgerechnet mich blutigen Anfänger auszusuchen, sondern meine Erleichterung und Dankbarkeit reichten weit hinaus in den Raum und in das Universum jenseits menschlicher Erkenntnis.

Was können wir aus dieser Geschichte lernen?

Es steht außer Frage: Falls das Prinzip je gewirkt hat, muss es im Rahmen eines unveränderlichen Naturgesetzes wirken. So sicher, wie sich die Schwerkraft nicht nach Lust und Laune des Schülers an- oder abschalten lässt. Oder nach der Fähigkeit des Anwenders.

In meinem Fall: Ich hatte keine richtige Ausbildung – nur den *Wunsch*, einem Menschen in Schwierigkeiten zu helfen.

In einem Zustand, in dem ich nicht wusste, was ich tat, war etwas Einschneidendes geschehen.

Ganz beiläufig hatte ich eine Wendung benutzt, die mir später sehr wichtig wurde, wann immer ich um Hilfe gebeten wurde:

„Lassen Sie uns mal sehen, was wir tun können."

Die Betonung liegt auf dem „Wir". Das schiebt völlig zu Recht das Ego des „Heilers" beiseite und fordert gleichzeitig den „Patienten" auf, ein Stück Verantwortung für die Besserung des Zustands mit zu übernehmen. Das Wichtigste aber ist, dass diese Formulierung die momentane Erfahrung fühlbar macht und geschickt aufräumt mit der Erwartung eines einmaligen Wunders durch einen Wunderheiler.

Nachdem ich mich von dieser qualvollen Woche erholt hatte, willigte ich zaghaft ein, wenn andere kamen, um ihre eigene „Schilddrüsengeschichte" zu erleben. Es ging nicht nur um körperliche Beschwerden, sondern auch um emotionale Verstimmungen, um Beziehungsgeschichten und Probleme wie Asthma oder Zusammenbrüche.

Nach und nach bekam ich immer mehr zu tun und war nicht länger auf die unwissentliche Hilfe der Regierung angewiesen.

Schon bald wurde ich „aus heiterem Himmel", wie man so sagt, von Leuten eingeladen, die in Sydney eine Gruppe zur Information und Unterstützung für Krebskranke gründeten.

Das war ein riesiger Sprung für mich. Ich hatte nie einen Krebskranken gesehen. Wie sehen die aus?

Können sie sprechen, gehen, essen, überhaupt irgendetwas?

Mir war noch nicht klar, dass wahres Heilen die Krankheiten nicht unterteilt in „die schwierigen" und die „leichten". Behalten Sie das im Hinterkopf. Krebs wird als eine schlimme Krankheit dargestellt weil die Medizin solche Schwierigkeiten damit hat.

Sind Sie bereit für eine weitere Synchronizität oder Fügung, die ich erlebte?

Als ich die Gruppe das allererste Mal in Hunter's Hill traf, stand ich am Empfang hinter einem Mann, dem die Krebsklinik in

Bristol, England, eine Heilersitzung pro Woche gegen seinen inoperablen Gehirntumor verordnet hatte. Die Selbsthilfegruppe kenne keinen Heiler, erklärte die Dame an der Rezeption. Mit einem verlegenen Hüsteln trat ich näher und bot meine Hilfe an.

Bevor wir mit Davids erstaunlicher Geschichte fortfahren, möchte ich etwas abschweifen und erklären:

„Heilen" ist eine ganz natürliche Erweiterung unseres Mitgefühls für andere.

Es gibt keinen Grund zu glauben, dass nur wenige Auserwählte heilen können. Mit diesem ganzen Buch möchte ich Ihnen zeigen, dass Sie selbst eine Menge tun können, um Ihr Leben sehr viel glücklicher zu gestalten, auch wenn Sie nicht Ihr ganzes Leben dem Heilen widmen wollen. – Verbinden Sie sich einfach mit dem natürlichsten aller Zustände: mit der Gesundheit.

Unser ganzes Leben lang sind wir irgendwie „Heiler". So werden wir geboren. Unsere DNA besteht darauf!

Wir sollten alle unseren Tag beginnen mit der Wiederholung: „Khoroshooor … khoorooshooor …"

An Davids Geschichte wollen wir akzeptieren, dass sie nur ein Beispiel dafür ist, was immer und überall möglich ist.

Ich bin mir ziemlich sicher, David kam eher aus Verzweiflung zu mir als im Vertrauen auf meine beeindruckenden Fähigkeiten, er hatte nur noch wenige Möglichkeiten.

Seine Frau Barbara schien noch weniger beeindruckt: „Du fährst zweimal in der Woche 80 Kilometer, um diesen Menschen zu treffen! Du musst verrückt sein!"

Dennoch kam er ein drittes, ein viertes Mal. Beim fünften Besuch kam seine Frau mit. Ich vermutete, sie wollte mir die Hölle heißmachen.

Er saß ruhig da und schaute mürrisch drein. Dann blickte er mir fest in die Augen und sagte: „Clif, ich hatte vor zwei Tagen eine Computertomografie", ... dramatische Pause ..., „und die Ärzte sagten: Da ist kein Tumor!" Die beiden kugelten sich vor Lachen. *Ich* hatte Tränen in den Augen, so viel ist sicher.

David war kein junger Mann mehr und starb ein Jahr später an einer Lungenentzündung. Ich würde ja lieber sagen, er habe sie sich beim Skifahren zugezogen. Aber Sie wissen schon, dass es in Australien nicht so oft schneit.

Das war vor 24 Jahren; Barbara, die eine gute Freundin von mir wurde, heiratete wieder und wir sind seitdem in Kontakt, meist über E-Mails.

Meine Arbeit lief wirklich nicht immer glatt. Eine Zeit lang ritt ich auf der Welle des geistigen Heilens mit, das immer noch sehr populär ist. Diesen Weg fand ich damals ganz gut.

Geistiges Heilen ist zweifellos sehr wirkungsvoll, aber ich konnte all diese flüchtigen geistigen Helfer bei meiner Arbeit nicht spüren.

Um Tulip zu wissen war zwar sehr beruhigend, doch klaffte da immer noch eine Lücke zwischen dem vernünftigen Verstand und der Tatsache, dass ich solche überwältigenden Ereignisse erleben konnte.

Irgendwo in diesem Feld der Information entfaltete sich für mich ohne meine bewusste Zustimmung genau der Lernprozess, den ich brauchte und den ich verkraftete.

Nicht durch Zufall (ist das nicht eine nette, absolut treffende Wendung?) wurde ich dem Sozialarbeiter am *St. George Hospital* vorgestellt, der größten Krebsklinik von Sydney. Er organisierte Vorträge für mich und alle zwei Wochen traf ich die Selbsthilfegruppe im Krankenhaus, um zu helfen und ein paar Tränen zu trocknen.

Über diesen Kontakt wurde ich zu einem schwerkranken Mann gebeten, der das Haus nicht mehr verlassen konnte.

Ich hielt mich an die Methode, die sich als so erfolgreich bewährt hatte. Er sollte sich hinlegen, ich saß hinter seinem Kopf und ich schenkte ihm so viel Aufmerksamkeit, wie ich nur aufbringen konnte. Es tat sich nichts.

Mehr Energie geben!, sagte ich zu mir selbst. – Nichts passierte.

Plötzlich schoss mir ein fürchterlicher Gedanke durch den Kopf. Da ich oft ehrenamtlich arbeitete, hatte ich immer sehr wenig Geld. In meiner Eile, zu diesem Mann zu kommen, hatte ich in einer 20-Minuten-Zone geparkt. Das könnte 50 Dollar Bußgeld kosten ...!

Können Sie sich diese Situation vorstellen? Ich kann mich nicht von der Stelle bewegen! Ich muss so lange bei diesem Mann bleiben, bis meiner Vorstellung von dem, was er braucht, Genüge getan ist.

Gehen oder bleiben? Gehen oder bleiben?

Da erschauerte er gleichsam unter meinen Händen. „Was war das, was ist da passiert?", sagte, ja schrie er fast: „Das war so heiß, so heftig!"

Mir war fast danach, zurückzuschreien ...: „Heureka! Ich hab's! Ich glaube, jetzt hab ich's." Blitzartig hatte ich verstanden, dass die lodernde Fackel einschlug, als ich meinen kleinen Verstand aus dem Weg geräumt und mich auf *mein* Problem konzentriert hatte!

Wenn Sie wirklich verstehen, was da geschehen war, können Sie das Buch an dieser Stelle zuklappen. Denn der ganze Rest des Buches handelt vom Weg des *Loslassens*, wie man dem unglaublichen Universum das Flugzeug überlässt.

Halt, einen Moment! Das mit dem Zuklappen habe ich *so* ernst nicht gemeint!

Wir sind miteinander zu einer bemerkenswerten Reise aufgebrochen. Bitte gehen Sie nicht während der Fahrt von Bord des Schiffs, springen Sie nicht aus unserem Flugzeug.

Stellen Sie sich vor, wie angstfrei unser Leben wäre, wenn wir es als Schiffsreise ansehen würden, etwa von London nach New York. Es gibt einen Kapitän und eine Besatzung, die diese Fahrt schon etliche Male gemacht haben und absolut kompetent sind, sodass wir uns keine Sorgen machen müssen.

Das Schiff fährt fahrplanmäßig von London nach New York – und wir können in der Zwischenzeit tanzen, an den Pokerautomaten spielen, Kinder zeugen, streiten, Affären haben und all die anderen Dinge tun, die in einem Menschenleben so möglich sind. Dann legt das Schiff in New York an.

Bevor Sie sich versehen, ist es Zeit, von Bord zu gehen (hoffentlich mit möglichst wenig angesammeltem Kram).

Bevor wir mit diesen tiefsinnigen und ernsten Gedanken über Bord fallen, kommt hier noch eine Lektion, die mir mein Leben in der Welt beschert hat. Sie handelt von einem Mönch in Burma.

11. Der burmesische Mönch

Es kam die Zeit, als ich mich von meiner Frau trennte – eine schmerzliche und verwirrende Übung im Loslassen. Wieder einmal musste ich zulassen, dass die Dinge in meinem Leben ihre eigene Gestalt annahmen.

Wieder allein, hatte ich den Raum, mich mit der alten Frage des freien Willens gründlich zu beschäftigen. An dieser Idee hängen gewöhnlich Menschen, die eine tiefe Angst davor haben, die Kontrolle zu verlieren – als ob wir sie je gehabt hätten. Vielleicht ist es das Gescheiteste, zu diesen akademischen Gedankenspielen zu sagen: Falls es einen freien Willen gibt, dann beschließe ich mithilfe meines freien Willens, ihn aufzugeben! Wie einfach ist es doch, die Freiheit vom Verstand zu entdecken!

Warum sind wir hier? Was ist der Sinn und Zweck meines Lebens? Von den christlichen Kirchen bekam ich immer noch keine Antworten, doch ich zögerte, mich in andere Philosophien zu stürzen – weil ich erwartete, mit meinen Fragen auf die gleiche Wand der Ablehnung zu stoßen. Als ob Fragenstellen gleichbedeutend wäre mit Ungläubigkeit.

Können Sie sich vorstellen, wie ich mich fühlte, als mich ein Freund in Sydney in einen buddhistischen Tempel mitnahm? Ich warf nur einen kurzen Blick auf die vielen goldenen Buddhas. Heidnische Idole!, dachte ich abschätzig und machte mich so schnell aus dem Staub wie Lance Armstrong bei der *Tour de France*.

Mein Problem war nur, dass ich mir gern die Finger verbrannte. Je häufiger ich zu hören bekomme, ich befinde mich auf dem Holzweg, desto hartnäckiger beharre ich auf meinem Standpunkt und halte aus Freude am Risiko daran fest.

Ich begann, mich in „verbotene" Tempel und zu buddhistischen Vorträgen zu schleichen. Ja, ich las sogar Bücher wie *As the Buddha said.*

Es folgten zehntägige Schweige-Exerzitien weit draußen im australischen Busch, im zauberhaften Waldkloster Thai Wat.

Falls Sie sich einmal zu Tode erschrecken wollen, dann setzen Sie sich eine Nacht lang in den australischen Busch.

Da weinen sogar erwachsene Männer!

Im Gegensatz zum tropischen Regenwald oder der afrikanischen Savanne schläft der Busch *tagsüber* ganz ruhig; doch sobald der Abend kommt und die Nacht hereinbricht, sind unerklärliche Geräusche zu hören, die dem ungeübten Ohr unheimlich vorkommen.

Was da geschieht: Wenn die Temperaturen sinken, brechen riesige Rindenstücke von den Eukalyptusbäumen ab, fallen krachend durch die trockenen Äste zu Boden und erschüttern die nächtliche Stille.

Dann brauchen Sie unbedingt die buddhistische Technik zum Überwinden der Illusion von Angst: Sie sitzen still und stellen sich den Atem des Tigers vor, der knirschend Ihren Schädel zermalmt. Wer mit Tigern weniger Erfahrung hat, kann die gleiche Wirkung vielleicht beim Gedanken an den Zahnarztbohrer erzeugen.

Es wird noch etwas realistischer, wenn Sie mitten in einem dunklen Wald voller Giftschlangen, marodierender Beutelmäuse, wilder Dingos und sexuell hyperaktiver Kängurus sitzen.

Wer solche Tage in geistiger Gesundheit überlebt, ist bestens vorbereitet, gegenüber wütenden Arbeitgebern, Steuerprüfern und Bürokraten Ruhe und Gelassenheit zu bewahren und, falls erforderlich, auch angesichts von Schlangen, Krokodilen und Schwarzen Witwen (Spinnen).

Mir bot sich die Gelegenheit, nach Burma zu reisen. Damals gab es nur ein Sieben-Tage-Visum, deshalb reiste ich als Tourist; ich unternahm einen kurzen Abstecher nach Mandalay, eine Fahrt im Pferdefuhrwerk um die Tempel in Bagan und absolvierte den Pflichtbesuch der Schwegedon-Pagode (– das können Sie nachschauen!).

Über meine Erfahrungen in Burma könnte ich schon nach dem Kurzbesuch ein dickes Buch schreiben: Wunderbare Menschen, eine unglaubliche Geschichte, riesige Statuen, schreckliche Eisenbahnen …!

Gegen Ende meines Aufenthalts schlenderte ich durch die überfüllten Straßen von Rangun. Die meisten Europäer sind nun einmal größer als die Asiaten. Damit möchte ich sagen, dass ich bei meinen Spaziergängen durch die Straßen, in denen die Menschen herumwuselten, auf ein Meer wippender schwarzer Köpfe schaute.

Das tägliche Menschengewühl gleicht einer Horde, die nach dem Endspiel der Saison das Fußballstadion verlässt. Sie achten dann stärker auf Ihre Füße als auf Ihre Umgebung.

Als ich eines Tages so vor mich hinschlenderte, spürte ich plötzlich, wie sich mein Kopf zur Seite drehte. Es war ein seltsames Gefühl, ganz anders als alles, was ich je gespürt hatte: als würden sich meine Nackenmuskeln auf der rechten Seite zusammenziehen.

Ich widersetzte mich dieser Bewegung.

Nach drei oder vier Schritten war das Gefühl wieder da.

Ich würde ihm nicht nachgeben!

Dieses Mal war es drängender, eindringlicher.

Ich gab dem Druck schließlich nach.

Meine Augen suchten die Ursache dieses Rätsels auf der anderen Seite der ungepflegten Straße und trafen auf das Gesicht eines dünnen, bärtigen Mannes, der mich anstarrte.

Abgesehen von diesem dünnen Bärtchen (Burmesen haben keine Bärte) sah er ganz normal aus. Und da sein konventioneller Sarong (Kleidungsstück) etwas länger und schlichter war als üblich, hielt ich ihn für einen Mönch.

Als unsere Blicke einander begegneten, dröhnte es in meinem Kopf, als würde ein Jumbojet abheben.

Die Wirkung war dramatisch. Ich schwankte ein bisschen und blickte nach unten, damit ich niemanden trat. Im nächsten Moment schaute ich noch einmal hin und der Mönch war verschwunden.

Das Merkwürdigste daran war, alles fühlte sich so unglaublich *normal* an. Innerlich empfand ich eine leichte Wärme. Kein Klingeln in den Ohren, keine plötzliche Offenbarung, nur beim Gehen ein leichtes Straucheln.

Viel später wurde mir bewusst, dass dieser Mönch sein gesamtes Wissen in mein Bewusstsein „heruntergeladen" haben musste. Von diesem Zeitpunkt an konnte ich alle möglichen philosophischen Fragen, die man mir stellte, ohne Zögern beantworten. Selbst Fragen zu Themen, über die ich nichts gelesen und mit denen ich mich nicht beschäftigt hatte.

Das ging von ihm aus, ich habe ihn nicht gesucht; verstehen Sie? Ich schlage Ihnen nicht vor, morgen nach Burma zu fliegen. Wahrscheinlich ist er nicht mehr da – falls er überhaupt je da war.

Man könnte also sagen, meinen größten Lehrer gab es nie!

Das Wort, nach dem wir hier suchen, heißt Übertragung.

Es ist eine nonverbale Kommunikation, die nicht nur erfahrene Lehrer, sondern wir alle in ihren einfachsten Formen praktizieren. So habe ich gelernt, meine Schüler zu unterrichten.

Es ist wie ein Aha-Erlebnis – Sie lauschen der komplizierten Erklärung eines Lehrers oder eines Freundes und schlagartig verstehen Sie: Aha!

Drücken wir es so aus: Wir Menschen erzeugen durch unser Denken so etwas wie „Radio"-Wellen und werden von allen Seiten damit bombardiert. Um die Antenne für den Empfang auszurichten, genügen etwas Übung, Aufgeschlossenheit und ganz viel gelassener Humor. Lachen beseitigt das Rauschen, das ein skeptischer Verstand hervorruft, und dann ist der Empfang besser als der von BBC bei schönem Wetter.

Falls Ihnen die Übertragung noch etwas unklar ist, dann fangen Sie erst einmal mit dem an, was ich „ansteckende Nähe" nenne: Unsere emotionale Befindlichkeit überträgt sich nonverbal auf alle Menschen in unserer Nähe.

Das haben wir zweifellos alle schon erlebt: Gähnt jemand in der Nähe, dann schließen wir uns an, ob wir müde sind oder nicht.

Professionelle Komiker wissen das genau. Um das Publikum zum Lachen zu bringen, konzentrieren sie sich zuerst auf eine Person unter den Zuschauern. Den ersten Witz erzählen sie dieser Person direkt, die aus höflicher Verlegenheit lacht, ob sie den Witz kapiert oder nicht. Der Rest von uns stimmt ein.

→ Probieren Sie Folgendes: Wenn Ihre Partnerin oder Ihr Partner oder ein Arbeitskollege das nächste Mal wütend, durcheinander oder streitlustig ist, halten Sie inne und beobachten Sie, wie sich das auf Ihre eigene Stimmung auswirkt. Ist das nicht interessant?
Wenn ich gelassen bin, werden Sie auch gelassen. Wenn ich durcheinander bin, fühlen Sie sich auch so.

Der burmesische Mönch nutzte das gleiche Prinzip, zugegebenermaßen dem schläfrig Gähnenden weit überlegen! Sie können es im Alltag anwenden. Genau dieses Grundprinzip nutzen wir, wenn wir anderen als „Heiler" helfen.

Sofern wir uns nicht gedankenlos von der Umgebung und den negativen Emotionen unserer Mitmenschen beeinflussen lassen, können wir anderen Hilfe übertragen, ohne dass auch nur ein Wort über unsere Lippen kommt. Glauben Sie es mir nicht und lehnen Sie es nicht ab, bevor Sie es selbst ausprobiert haben. Nur höfliche E-Mails werden beantwortet!

Wie für alle lohnenden Fertigkeiten bedarf es einiger Übung, bis Sie damit vertraut sind und es berufsmäßig anwenden können. So ist es auch hier. Anfangen können Sie jetzt auf der Stelle.

Das Rätsel lautet: Woher wusste der Mönch, dass ich bereit war, anzunehmen, was er in diesem Moment anbot? Wie kam es, dass ich genau im richtigen Augenblick genau dort war?

Im Zen heißt es, wenn der Schüler bereit ist, erscheint der Meister. Allerdings haben mir die Zen-Leute nie gesagt, dass der Lehrer sich auch manchmal körperlich vor meinen Augen in Luft auflösen kann!

Habe ich Sie eigentlich gewarnt, dass wir in diesem Buch miteinander manchem seltsamen Zauber begegnen werden?

Ach, und noch etwas, ich bin mir nicht sicher, ob ich das schon gesagt und genügend betont habe:

- Wenn irgendetwas jemals irgendwo im Universum passiert ist, dann muss das ein unveränderliches Naturgesetz sein. Und habe ich auch das gesagt? Manches bleibt gleich, egal, ob Sie im Dschungel am Amazonas sitzen oder in einem Raumschiff zum Mars gleiten, zum Beispiel: Zwei und zwei ist vier.

- Das zweite Gesetz lautet: Wenn *irgendjemand* etwas voll-
  bringen kann, dann kann es *jeder* tun. Wir können das für
  Freunde anwenden, für Familienmitglieder, Haustiere und
  die geplagte Ozonschicht.

Für Ungläubige, die darauf bestehen, mit beiden Füßen auf
dem Boden der Tatsachen stehen zu bleiben, gibt es nur Lange-
weile, kaltes Wetter und eine Gehirnlähmung.

Für alle, die wissen, dass die Sonne über den Wolken *immer*
scheint, gibt es keine trüben Tage mehr.

12. Das Feld

Um uns herum werden ständig Emotionen und Stimmungen ausgesandt. Wir leben im Zentrum von etwas, was wir als das „Feld" bezeichnen.

Andere nennen es so: das universelle Feld, das Feld der Information, das Informationsfeld der Kreativität, das Nullpunkt-Feld, das Quantenfeld, das Akashafeld, das morphogenetische Feld, das Energiefeld …

Die Chinesen und Hindus kennen es seit Jahrtausenden und ihrer Ansicht nach kann man es nicht erklären, denn sobald man das versucht, verliert es diese Bedeutung.

Ich nenne es gern das Informationsfeld der Kreativität, denn alles befindet sich in ständiger Weiterentwicklung. Und wenn man das anerkennt, wird unser Erleben reicher, während wir zugleich an der Erschaffung unserer eigenen Wirklichkeit beteiligt sind. Natürlich geschieht das auch *ohne* unser bewusstes Zutun.

Das Feld durchdringt unsere Gedanken, unsere Körper, unsere Schmerzen und unsere Gefühle des Getrenntseins. Es formt die Galaxien und gleichzeitig die winzigsten Regungen unserer Absichten. Es atmet in unser Leben und es erzeugt die Illusion von Materie und Substanz.

Obwohl das Feld unmöglich zu beschreiben ist, sind wir doch seinen Gesetzen unterworfen. Und das Grundgesetz besagt: Wenn auch nur *ein* Teilchen seinen Aufenthaltsort ändert, muss das ganze Universum seine Karten neu mischen. Nicht nur das; unser Körper besteht aus einer recht großen Ansammlung von

Teilchen und wir werden, ob wir es merken oder nicht, von den Zyklen des Mondes, von Magnetstürmen und vielen anderen Naturkräften beeinflusst.

Das bekannteste Beispiel dafür sind die Sonnenexplosionen, auf die häufig Kriege, Epidemien und soziale Unruhen folgen. Die Menschen wirken auch stärker auf die Natur ein, als uns meistens bewusst ist.

In einem persönlichen Interview im Jahr 1983 erzählte mir Professor Geoffrey Goodman von der Universität in Tuscon, er gelte als wissenschaftlicher Außenseiter. Deshalb habe es ihn und sicher auch seine Kollegen überrascht, als seine Doktorarbeit angenommen wurde. Darin wies er nach, dass der Grundwasserspiegel in den breiten Flusstälern Nordamerikas sank, sobald ein Stamm einen Krieg vorbereitete, wodurch er wiederum gezwungen wurde, neue Weidegründe zu finden. Zwischen der kriegerischen Einstellung der Menschen und der Natur ringsum bestand ein eindeutiger Zusammenhang. Welchen Schluss könnten heute die militaristisch gesinnten Führer auf der ganzen Welt daraus ziehen?

Ganz offensichtlich haben sie keine Ahnung davon, dass alles voneinander abhängt und miteinander zusammenhängt, sodass der Flügelschlag eines Schmetterlings in China die Gezeiten in Norwegen verändert.

Doch nichts davon ist neu!

Genau dasselbe steht auch in der Bibel. Wir lesen dort: Wenn ein kleiner Spatz vom Himmel fällt, dann merkt das Gott. Ich glaube allerdings nicht, dass er (oder sie) täglich herumläuft und die Vögel überprüft.

Denn er ist schon genug damit beschäftigt, ständig die Kuppel in der Sixtinischen Kapelle im Vatikan oben zu halten ...

Die Wissenschaft muss nach schweren Auseinandersetzungen den Ansichten der alten Weisen zustimmen.

Der Physiker David Bohm formuliert das so:

> „Wir sind alle verbunden und handeln innerhalb lebendiger Gedanken- und Wahrnehmungsfelder. Die Welt ist nicht fest, sondern in ständigem Fluss; dementsprechend ist auch die Zukunft nicht festgelegt, sondern kann geformt werden. Bleibt die Frage zu beantworten: Wie lassen sich die Blockaden entfernen und wie können wir auf dieses Wissen zugreifen, damit wir die Art von Zukunft erschaffen, die wir alle wollen?"

Es ist immer noch schwierig zu erklären, was das lebendige Feld tatsächlich ist. Es bleibt so unmöglich zu beschreiben, wie einem Fisch das Wasser, einem Vogel die Luft oder einem Menschen das Leben.

Das Feld der Kreativität hat keine Grenzen; es breitet sich durch das ganze Universum aus wie ein warmer Atemhauch.

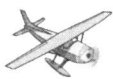 # Flug Nr. 104: Flugplan, Cockpit-Check und Flugbericht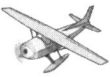

Strömungsabriss

1. Halten Sie Ihr Logbuch und Ihren Lieblingsstift bereit.

2. Vergewissern Sie sich, dass Sie entspannt sind und sich wohlfühlen. Legen Sie in Gedanken den Sicherheitsgurt an.

3. Kopfhörer über die Ohren, damit Sie die Sphärenmusik hören oder die Anordnungen des höheren Selbst.

4. Gehen Sie die letzten Logbucheinträge noch einmal durch.

5. Stimmen Sie dem zu, was Sie damals aufgeschrieben haben? Rechnen Sie damit, dass das nicht der Fall ist!

6. Stellen Sie sicher, dass Sie nicht gestört werden. Schalten Sie um Himmels willen den Fernseher aus! (Überprüfen Sie's!)

7. Stellen Sie sicher, dass Sie nicht darauf warten, zum nächsten Termin zu hetzen. (Prüfen!)

8. Nehmen Sie den Stift und schreiben Sie das Datum und die genaue Uhrzeit auf.

9. Beginnen Sie ohne das geringste Zögern mit dem Schreiben. Überziehen ist gefährlich. Beim Fliegen lernt man zuallererst, einen „überzogenen Flugzustand" zu vermeiden. Ohne ausreichenden Schub zu rasch den Himmel erreichen zu wollen, bringt

Ihr Flugzeug zu einem tödlichen Stillstand mitten in der Luft. Die Nase hoch in der Luft, das Heck in Richtung Boden. Stille.

10. Auf der Suche nach Erleuchtung ist Überziehen gleichermaßen gefährlich. Beginnen Sie dort, wo Sie sich am besten fühlen ... „Ich gebe mein Bestes, so gut ich kann." Doch wenn Sie den Motor nicht starten, bleiben Sie auf halbem Weg zwischen Himmel und den Fallgruben der Hoffnungslosigkeit stehen.

11. Um einen überzogenen Flugzustand zu überwinden, richten Sie die Nase in Richtung Boden und warten Sie, bis die Eigengeschwindigkeit zunimmt und Sie wieder die Kontrolle über das Flugzeug gewinnen. In Sicherheit. Ein weiteres Häkchen in den Aufzeichnungen in Ihrem Logbuch.

Legen Sie nun das Logbuch auf Ihren Schoß, schließen Sie die Augen und lauschen Sie auf alle Geräusche in der Umgebung, um Ihre Gedanken zu erden.

13. Pflanzen und Tiere tun es

Es folgen ein paar grundlegende Geschichten, die zwar sehr unterschiedlich sind, aber alle unsere Verbundenheit miteinander und mit unserer Umwelt untermauern.

Sie drücken die übergroße Sehnsucht alles Lebendigen nach Selbsterhaltung und Fortbestand aus und wir werden noch sehen, dass Pflanzen von diesem umgebenden Feld nicht ausgenommen sind. Sie haben ihre eigenen Mechanismen zum Schutz und zur Fortpflanzung.

Professor Wouter van Hoven, Physiologe an der südafrikanischen Universität von Pretoria, hatte den Auftrag, den rätselhaften Tod von Gazellen in umzäunten Schutzgebieten zu untersuchen.

Es gab dort keine Beutejäger, keine offensichtlichen Krankheiten, allerdings starben die Tiere jämmerlich aufgrund einer Fehlernährung.

Den ersten Durchbruch erzielte er mit der Erkenntnis, dass ihre Eingeweide wie gegerbt waren, wie hartes, zähes Leder aussahen; die Gazellen konnten keine Nährstoffe resorbieren.

Doch wo kam die Gerbsäure her?

Durch hervorragende Detektivarbeit fand er heraus: Wenn Tiere die Blätter von Bäumen fressen, steigt der Gerbsäuregehalt im restlichen Blattwerk innerhalb einer Viertelstunde um 44 Prozent; nach einer Stunde ist er sogar bis auf 282 Prozent angestiegen. Frei lebende Tiere können weiterziehen und weitläufig woanders fressen, wo die Blätter noch gut schmecken; die

Gazellen in den Gehegen waren jedoch gezwungen, Blätter mit hohem Gerbsäuregehalt zu fressen; daher die gegerbten Mägen.

Das ist an sich schon interessant, doch es kommt noch besser: Während die Tiere an *einer* Stelle fraßen, erhöhten Bäume im Umkreis von *einem* Kilometer ebenfalls in Windeseile ihren Gerbsäurespiegel. Das „Bewusstsein" breitete sich sogar auf andere Pflanzenarten in der Nähe aus. David Rhoades führte in seinen Arbeiten den Nachweis, dass sie reagierten, *ob an ihnen nun geknabbert wurde oder nicht.*

Wenn Pflanzen in einem so ausgereiften Kommunikationsnetz leben, dann dürfte es nicht allzu schwierig sein, auch ihre Fähigkeit zu akzeptieren, Ereignisse vorherzusehen, die unser vernünftiger Verstand gerne als Zufälle abtut.

Sehen Sie die Tragweite?

Das ist eine ganz praktische Demonstration des Feldes IN AKTION.

Ratten machen das genauso! Ich war gerade in Moskau, als Jelzin seinerzeit versuchte, Gorbatschow zu entmachten. Mich interessierte, dass drei Tage vor dem Putsch auffallend viele Ratten am helllichten Tag in den Straßen von Moskau und anderen russischen Städten zu sehen waren. Sie müssen im Voraus gewusst haben, dass ihnen während der Unruhen keine Gefahr drohte.

Wenn Tiere das können, dann können *Sie* es auch. Sie sind schließlich auch eines.

Nie war es lohnender, die Natur zu beobachten.

Überleben: das grundlegende Bedürfnis der Natur.

Schauen wir uns ein paar andere Ratten an:

Um 1920 erforschte McDougal von der *Harvard University* die Fähigkeit von Ratten, Labyrinthe zu durchlaufen. Dabei stellte er fest: Die Nachkommen der Ratten, die gelernt hatten, das

Labyrinth zu durchlaufen, kamen schneller durch – anfangs brauchten die Ratten 165 Versuche, bis sie fehlerfrei hindurchkamen, doch wenige Generationen später schafften es die Tiere mit nur 20 Versuchen.

Rupert Sheldrake[2] sah darin einen Beweis für die Existenz eines morphogenetischen Feldes: Die Ratten, die das Labyrinth das erste Mal durchliefen, bauten ihr Lernmuster in das „Rattenfeld" ein und später konnten andere Ratten auf dieses Muster zurückgreifen. (Sheldrakes *morphogenetisches Feld* bezeichnet das Grundkonzept eines universellen Feldes, das das Grundmuster eines Gegenstandes verschlüsselt. Der Begriff Morphogenese stammt von den griechischen Wörtern *morphé* = Gestalt, Form und *génesis* = Entstehung.)

Und genau das sage ich auch über das Informationsfeld: Nicht nur Ratten *überall* auf der Welt können das Gleiche tun, sondern das schaffen sogar solche Tiere, die noch gar nicht geboren waren, als die Alten schon starben.

14. Bienen tun es auch

Arthur Koestler soll, so wird berichtet, ein wissenschaftliches Experiment beobachtet haben, bei dem untersucht wurde, wie Bienen einander mitteilen, wo der beste Nektar zu finden ist. Wenn beladene Bienen zum Bienenstock zurückkehren, teilen sie ihren „Kolleginnen" mit, in welcher Richtung dieser Nektar zu finden ist, indem sie auf der Schwelle zum Eingang des Bienenstocks einen Tanz aufführen. Neugierige Wissenschaftler beschlossen, sich jeden Morgen um neun Uhr zu treffen und spontan zu entscheiden, wo der Bienenstock an diesem Tag aufgestellt werden sollte. Die unterschiedlichen Bienentänze sollten auf Video aufgezeichnet werden. Dem Bienenzüchter, dem vermutlich Bienen wichtiger waren als die Wissenschaft, fiel auf, dass die Bienen schon eine gute halbe Stunde genau an dem Ort warteten, wo der Bienenstock dann später platziert werden sollte!

Mir gefällt an diesen Geschichten, dass sie nicht von unserem Glauben oder unserer Fantasie abhängen. In den meisten Fällen beruhen sie auf verlässlichen Angaben oder auf Phänomenen, die sich schon seit Jahrhunderten wiederholen.

In meinem Buch *Dancers in the Fields* erzähle ich von der Begegnung mit einem Arzt aus Südindien.

Er erzählte mir: Wenn in seiner Heimat ein Mangobaum keine Früchte trug, dann ließen die Menschen einen Elefanten den Baum kräftig schütteln. Im nächsten Jahr trug er reichlich Früchte.

War das nur ein Volksmärchen oder ließ sich das mit angewandter Forschung bestätigen?

Fast überall auf der Welt sind Elefanten heutzutage selten anzutreffen.. Aber es gibt keine Gegend, in deren Nähe es nicht mit schöner Regelmäßigkeit Erdbeben gibt.

Wäre der Nachweis möglich, dass die Ernteerträge schwanken, je nach Ausmaß der Erderschütterungen?

Ich wandte mich den Gebieten der Welt mit der stärksten unterirdischen Aktivität zu – Japan, Kalifornien und Neuseeland. (Ich suchte nach einem überdimensionalen Beispiel von Gazellen beim Brunch am Baum oder ob es vielleicht ein Massengetrampel von Elefanten gab.)

Ich bin kein Statistiker, doch soweit ich das für Kalifornien sehe[3], waren die Obsternten zwischen 1955 und 1980 erheblich besser; in diesen Jahren bebte auch die Erde häufiger und stärker. Das Gleiche schien für die Pfirsicherträge in Japan zu gelten.

Wissen Sie, was wir da gerade machen? Wir halten Ausschau nach wahrscheinlichen Wiederholungen von einmal beobachteten Phänomenen. Und das bedeutet: Das Feld ist gar nicht so abgelegen, wie wir denken.

Und was ist mit uns, der menschlichen Sippe?

Wenn man die durchschnittliche Geburtenrate in Kalifornien mit den übrigen Bundesstaaten der USA vergleicht, so liegt die Kurve in jedem Jahr mit häufigeren oder stärkeren Erderschütterungen über dem Durchschnitt.

In Neuseeland ist es genauso.

In der Natur gibt es zahllose Beispiele für das Feld-in-Aktion.

Die roten Admiral-Schmetterlinge wachen eines schönen Morgens im Spätsommer in Kanada auf, packen ihre winzigen Habseligkeiten und brechen in Richtung Süden auf. Wenn ihre

Ururururenkel im nächsten Frühjahr zurückkehren, haben schon viele Generationen die mexikanische Sonne genossen. Jahr für Jahr geleitet das Feld die Nachkommen unbeirrt auf ihrer langen Reise, ohne Straßenkarte, geschweige denn GPS!

Einen Augenblick! Dass das bei großen Tieren und Vögeln so funktioniert, ist nicht so schwer vorzustellen. Gänse etwa wandern über riesige Entfernungen. Sie verfügen über ein leistungsfähiges Gehirn. Deshalb haben sie wahrscheinlich eine Art chemisch-elektro-magnetisches Radar, das den Jungen von der Mama direkt beigebracht wird. Schmetterlinge hingegen müssen wohl auf das kollektive Gedächtnis zugreifen, um Informationen weiterzugeben wie etwa: „In Colorado links, dann scharf nach rechts abbiegen, um die Großen Seen zu vermeiden ..."

Das größte Lebewesen der Welt ist das Große Barrier-Riff vor der Nordostküste von Queensland in Australien. Am Vollmondabend im November kommen jedes Jahr Korallensporen, die Hunderte Kilometer voneinander entfernt sind, gleichzeitig zur Befruchtung an die Wasseroberfläche. Woher wissen sie, wann ihre Partner zum Tanz bereit sind?

Die Sache ist die, all das weist uns darauf hin, dass wir nicht allein sind! Die Menschen sind ebenso in das *Feld* integriert wie der einsamste Mistkäfer.

15. Die Delfine von Hawaii

In Übereinstimmung mit dem *Feld* zu leben ist so wohltuend, dass die Freude zurückkommt, sobald Sie Ihr Herz dafür öffnen.

Mit diesem unermesslichen Glücksgefühl erben Sie auch *Verantwortung*. Deshalb müssen wir sehr achtsam sein, welche Gedanken wir in die universelle Informationsbörse aussenden.

Wie bei einer Telefonverbindung ist das keine Einbahnstraße und geht in zwei Richtungen:

Unser individueller Beitrag ist von entscheidender Bedeutung für den Zustand des Feldes!

Zählen Sie deshalb jeden Morgen beim Aufwachen auf, wofür Sie dankbar sind!

Sagen Sie laut „danke" (das Feld registriert alle Töne und Geräusche), wünschen Sie jedem, der Ihnen einfällt, gute Gesundheit. Es spielt keine Rolle, ob die Sonne scheint oder ob gleich eine anstrengende Konferenz ansteht – Sie sollten ein positives Bild von diesem Tag erzeugen.

Der große kosmische Plan schenkte mir die Gelegenheit, mich auf Hawaii einer kleinen Gruppe anzuschließen. Diese Leute hatten lange dafür gekämpft, wieder Zugang zu ihren heiligen Stätten zu bekommen. Jetzt waren sie entschlossen, einen ganz besonderen Ort unmittelbar an den Klippen über dem Meer wieder in Besitz zu nehmen.

An diesem Ort sollte die Zeremonie zur Wiedereinweihung stattfinden. Einige Tage vor unserer Gruppe hatten ein paar Hawaiianer, Maori und Amerikaner ein Lager errichtet, mit Blick auf den überwältigenden Pazifik.

Mich als Neuseeländer interessierten besonders die kulturellen Gemeinsamkeiten zwischen den Hawaiianern und den Maori, auch wenn ich nur einen winzigen Bruchteil ihrer Kultur kannte.

Als wir uns der heiligen Stätte näherten, war ich verblüfft, weil ein älterer Maori-Mann auf mich zukam, mich mit dem traditionellen Gruß des Nasereibens willkommen hieß und sagte: „Ah, ich weiß, wer du bist." Und er meinte nicht meinen Familiennamen!

Mehr Worte waren nicht nötig. Ich war ein Seefahrer. Ein Reisender, der überall zu Hause ist.

Dieser Mann war Träger des Stammeswissens der Maori und ein Bindeglied zwischen den zwei größten polynesischen Gruppen.

Der einladende Ton der Muschelhörner durchbrach die Stille, die sich zwischen uns ausgebreitet hatte, als wir das Land und unsere Vorfahren ehrten und das tiefe Gefühl aufkam, zu Hause zu sein.

Als wir dann einen Kreis bildeten, schweifte ein Blick hinaus aufs Meer. Von weit, weit draußen in der Ferne grüßte uns ein unglaublicher Anblick.

Aus allen Richtungen schwammen ganze Delfinschulen an den Fuß der Klippen, auf denen wir standen.

Atemberaubend.

Sie sprangen und spielten und jagten sich gegenseitig, ungefähr 15 Minuten lang, dann verschwanden sie wieder genauso geheimnisvoll in den Weiten des Meeres, wie sie gekommen waren.

Woher wussten sie, dass diese Veranstaltung stattfinden würde? Warum kamen sie genau in diesem Moment? Nicht eine Minute früher oder später.

Sollen wir das als „Wunder" bezeichnen oder müssen wir es einfach als etwas Natürliches hinnehmen?

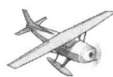 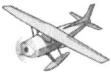

Flug Nr. 105:
Flugplan, Cockpit-Check
und Flugbericht

Trudeln

1. Halten Sie Ihr Logbuch und Ihren Lieblingsstift bereit.

2. Vergewissern Sie sich, dass Sie entspannt sind und sich wohlfühlen. Legen Sie in Gedanken den Sicherheitsgurt an.

3. Kopfhörer über die Ohren, damit Sie die Sphärenmusik hören oder die Anordnungen des höheren Selbst.

4. Dieser Flug ist für Fortgeschrittene.

5. Lassen Sie Ihren Stift auf dem Tisch liegen. Heben Sie Ihr geschlossenes Logbuch auf und halten Sie es mit beiden Händen. Halten Sie es ehrfurchtsvoll. Es stellt Ihr vergangenes, derzeitiges und künftiges Leben dar.

6. Sind Sie glücklich damit, wer Sie jetzt sind? Denken Sie darüber nach.

7. Schlagen Sie nach einer langen Pause *langsam* die Seite mit Ihrem Foto auf. Schauen Sie auf sich. Das ist das schönste Wesen, das Gott je ersonnen hat. Welch ein Glück, dass Sie genau in dieses Jahrhundert geboren wurden!

8. Mittlerweile befinden wir uns miteinander auf einer Reise in seltsame Gefilde des Verstands. Keine Sorge, wir werden nicht ungewollt aus dieser Höhe in die Tiefe trudeln. Trudeln ist wie ein überzogener

Flugzustand mit Schnörkel! Wenn Sie bei der Korrektur überreagieren, verursacht der plötzliche Luftabbruch unter Ihren Tragflächen, dass sich die Nase furchterregend zu der sich drehenden Landschaft senkt. Da können Sie nur eins machen: Bringen Sie alle Kontrollanzeigen in die Mitte und halten Sie durch. Und warten Sie. Langsam korrigiert das Trudeln sich selbst. Das Gleichgewicht stellt sich durch das Naturgesetz wieder ein.

9. Schreiben Sie die Gelegenheiten auf, in denen Ihre Welt Ihrem Gefühl nach unkontrolliert trudelte. Wie ging es aus? Sind Sie nach der ganzen Angst abgestürzt?

. . . .

10. Haben Sie eine Vorstellung, wie sich diese Notlage verhindern lässt?

. . . .

11. Fliegen Sie zu hoch oder gleiten Sie mit abgeschaltetem Motor nur so dahin?

. . . .

12. Wie würden Sie einer anderen Person Ihre Erfahrungen beschreiben?

. . . .

13. Wie einem Freund?

. . . .

14. Wie einem Fremden?

. . . .

15. Wie jemandem, der echte Probleme hat?

. . . .

Legen Sie Ihr Logbuch auf Ihren Schoß, schließen Sie die Augen und lauschen Sie auf die Geräusche in Ihrer äußeren Umgebung, um Ihre Gedanken zu erden.

16. Der Matai

Es war Zeit, Abschied zu nehmen. Wir standen in der alles versengenden Tropensonne auf dem blendend weißen Korallenkies der Landebahn und umarmten uns, nicht in Trostlosigkeit, sondern zutiefst davon überzeugt, dass wir die Strecke gelaufen waren und die Aufgaben vollendet hatten, die wir uns vorgenommen hatten.

Dennoch würde es nicht leicht werden. Ich würde gehen und sie würde bleiben.

Ihr Vater, der Matai, nickte mir über ihre Schulter zu. Es gab keine Schuldzuweisung, kein Urteil. Wieso auch? Er wusste über unsere Liebe Bescheid und wie oft wir geweint hatten und nicht mehr weiter wussten.

Nun wussten wir, dass es Zeit zum Loslassen war.

Er hatte unsere Reise durch die lange Beziehung unterstützt, doch seine Weisheit überstrahlte alles und machte den Abschied zu einer unvergesslichen, wertvollen Erinnerung. Zur freudigen Erwartung neuer Anfänge.

Hemingway hätte vielleicht gesagt: nicht in Trauer, sondern in Freiheit.

Ja, es war wie eine klassische Szene aus einer Liebesgeschichte.

Jenseits des Riffs brachen sich die Wogen des Pazifiks, die unbarmherzig an diesem Korallenatoll nagten, das frech der Macht des Wassers und der Stürme trotzte, die in alter Gewohnheit alle Hindernisse auf ihrem Weg beseitigen wollen.

Zu unseren Füßen das unbeschreibbare Blau der Lagune.

Während wir uns zum letzten Mal küssten, rauschten tatsächlich die Palmen um uns herum. In die Stille unserer Umarmung brach das unheimliche Pfeifen einer Kokosnuss, die Harakiri beging und sich in ihr eigenes Schicksal fügte. Ein Tod der einen Form, doch die Geburt eines neuen Lebens.

Wir waren in einem Theater voller Erwartungen, es bestand aus dem Piloten, der – lässig an sein winziges Flugzeug gelehnt – in aller Ruhe wartete, bis wir fertig waren. Eine Trennung wie diese hatte er gewiss schon tausendmal erlebt.

Und der Widerhall von ReoKoas Tante, die ihren prophetischen Segen raunte: „Du wirst nie mehr auf die Inseln zurückkommen."

Wir waren uns fern von diesen grünen Inseln begegnet. In Sydney.

Sie war damals in einer schwierigen Lebensphase und brauchte eine Schulter. Ein frisches Taschentuch. Jemand, der zuhörte, ohne fertige Antworten zu liefern.

Nach einigen Besuchen – die sich vielleicht über einen Monat hinzogen – brachte ich eine Frage zur Sprache, die mir immer wieder in den Sinn gekommen war und auf die ich eine Antwort brauchte. Bei jedem Gespräch hatte sie sich aufgedrängt wie ein unfertiges Bild an der Wand in ihrer Wohnung. Der Rahmen war klar umrissen, doch das Thema des Bildes war unklar. Ein Bild, das auf die aufblitzende Inspiration des Künstlers wartete.

Jedes Mal, wenn ich an das Haus kam, in dem sie wohnte, beschlich mich ein *Gefühl*, nein, ich *hörte* die Totenklage trauernder Frauen.

Wenn ich dann im zehnten Stock vom Balkon aus über das Wasser im Hafen von Sydney schaute, spürte ich etwas meinen Nacken hochkriechen.

Etwas Seltsames. Ich fragte ReoKoa, warum ich niemals andere Männer in der Anlage gesehen hatte. Nicht auf dem Parkplatz, nicht im Aufzug. Befreundet war sie nur mit Frauen. Schweigen. Langes Schweigen.

Sie sagte mir, der Mann ein Stockwerk tiefer sei bettlägerig, seit er mit seiner Frau in dieses Wohnhaus eingezogen sei. Der Mann einer Freundin weiter oben war kürzlich verstorben. Die meisten Wohnungen waren von Singles, geschiedenen oder getrennt lebenden Frauen gemietet.

Ihr Schweigen wurde noch tiefer. Sie erzählte mir, dass kürzlich am Abend ein großer Papagei sich irgendwie durch den engen Fensterspalt in ihre Wohnung quetschte und auf dem Fußboden mitten im Wohnzimmer starb. Ein männliches Tier.

Ein ähnliches Schicksal ereilte einen Wellensittich, den eine Freundin ihr geschenkt hatte.

Wenn nichts aus Zufall geschieht, dann sollten wir das Rätsel lösen.

Aber wir brauchten Hilfe. Ich kramte das Wissen hervor, das ich von zwei Koori-Ältesten erworben hatte. (Verwenden Sie die Bezeichnung „Aborigines" nicht mehr; sie kommt aus dem Lateinischen und ist bei genauerem Nachdenken für eine so alte Kultur eher beleidigend.)

Die beiden hatten mir beigebracht, eine Landschaft zu „lesen", und mit ein wenig Nachforschen fand ich die Antwort auf diese wunderlichen Phänomene.

Vor der Ankunft der Fremden war diese Gegend, eine felsige Einbuchtung am Hafen, ein Ort der Trauer für Frauen, die ihre Männer verloren hatten. Kein Friedhof, aber ein besonderer Ort für Zeremonien. Bei dieser Enthüllung sträubten sich mir die Haare.

Was war zu tun? Wenn man einfühlsam gegenüber der natürlichen Umgebung und dem uralten Wissen der Kooris ist, verlässt man diesen Ort sofort, ohne weiter zu stören. Natürlich wäre niemand in der heutigen Gesellschaft bereit, ein scheinbar völlig normales Wohnhaus zu räumen, schon gar nicht auf die Empfehlung eines „Medizinmanns" hin.

Doch Sie entscheiden selbst, ebenso wie auch ReoKoa, als sie meinen Vorschlag hörte.

Gemeinsam führten wir einige Rituale durch, die auch Anklänge ihrer eigenen Kultur enthalten haben, und halfen so den Geistern, Ruhe zu finden und in liebevollem Aufenthalt barmherzig zu sein.

Damals beschloss ich, meine Praxis zu schließen, und sie entschied sich, aus ihrer Wohnung auszuziehen. War es so verwunderlich, dass uns beiden dämmerte, dass wir die Gene von Reisenden hatten; beide Insulaner …, die sich immer wieder auf den Weg machen, das unwiderstehliche Geheimnis jener Insel zu ergründen, die dort am Horizont schimmert?

Ganz natürlich entwickelte sich unsere Freundschaft zu einer Lust, zu reisen, und zu einer Liebe voller Nähe.

Wir bereisten gemeinsam den Norden Australiens, weiter nach Hongkong, Thailand, Malaysia, Burma, Nepal und auf die Philippinen. Überall trafen wir wunderbare Menschen und lernten aus tiefen Erfahrungen.

Es war eine Freude, zu leben. Manchmal war es auch harte Arbeit … waren wir doch beide nicht mehr ganz junge Abenteurer!

Ich erinnere mich noch genau an den Tag, an dem wir in Pagan im Schatten einer riesigen Pagode saßen und sie mir ihre Geschichte erzählte. Zur Zeit ihrer Geburt lebten die Menschen in der sengenden Tropensonne sinnvollerweise in Häusern aus Palmblättern. Die Dachsparren bargen zahlreiche Insekten und Geheimnisse. Im Moment ihrer Geburt schrie ihre Mutter auf, als ein Skorpion direkt vor die Füße ihres Neugeborenen fiel und dann verschwand. Ihr Onkel hieß die junge Mutter schweigen: „Weißt du nicht, was das bedeutet? Dieses Mädchen *muss* ‚ReoKoa' heißen." (Woraus er das ableitete, verliert sich im Dunst des Geheimnisvollen.)

In ihrer Sprache bedeutet der Name so viel wie: „Ein Mensch, der in der Öffentlichkeit reden muss, um Kränkungen gutzumachen, die lange schon Familien entzweit haben."

Wir hatten uns auf die größte Reise eingelassen, die man überhaupt unternehmen kann, und unsere Rucksäcke den Winden der Unsicherheit geöffnet.

Es gibt so viele Reisegeschichten, doch wenn Sie die alle in einem Buch lesen wollen, müssen Sie mich bitten, es zu schreiben. Hier folgen zwei Geschichten in Kurzform.

Wir waren in Burma unterwegs von Rangoon nach Mandalay, mit dem Nachtzug, in einem Abteil mit vier Betten. Ein Mitreisender war ein Mann aus Washington. Untröstlich betrauerte er die ganze Nacht lang seinen Freund, der an AIDS gestorben war. Er versuchte zu vergessen und wir standen ihm bei.

Die andere Mitreisende war eine ältere Frau, die zwei Waffen bei sich trug und auf dem Weg nach Thailand war, um sich an der Person zu rächen, die ihren Sohn bei einem misslungenen Drogenhandel getötet hatte. Manchmal hält man am besten seinen Mund!

Auf den Philippinen wurden wir eine Nacht lang von einer Rebellengruppe als Geiseln festgehalten. Und so weiter.

Wenn Sie in einem Raumschiff zu den Sternen flögen, könnten Sie auf unseren Planeten hinunterschauen und den ganzen Pazifischen Ozean sehen. Mit einem wunderbaren Digitalfernrohr könnten Sie als Mittelpunkt eine Stelle gleich südlich des Äquators heranzoomen.

Zoomen Sie weiter bis zum schönsten Atoll überhaupt und Sie sehen eine so außerordentliche Schönheit, dass Sie sofort den

Impuls haben, Ihre Mission abzubrechen und zur Erde zurückzukehren, denn dieser Ort ist mit nichts im Universum zu vergleichen.

Stellen Sie sich weißen Sand vor. Denken Sie Palmen dazu, die sich in der leichten Brise wiegen, und eine Lagune von so leuchtendem Blau, dass selbst Herr Kodak zusammenzucken würde.

Das ist ReoKoas Heimat.

Wir beschlossen, sie sollte schon einmal vorausreisen, um Zeit mit ihrer Familie zu verbringen, bevor ich kam.

Zuerst gestalteten sich meine Gespräche mit dem Matai sehr mühsam, doch langsam akzeptierte er, dass ich nicht wie eine Eintagsfliege zu einem oberflächlichen Besuch gekommen war.

Er begann, mir Dinge beizubringen, indem er sie einfach tat.

Zum Beispiel saß er im Schneidersitz auf dem schmalen Trampolin seines kleinen Katamarans und brachte mir das Fischen bei. Erst füttert man die Fische, dann bedankt man sich bei ihnen mit einem Gebet und lässt ihnen Zeit zu entscheiden, welcher Fisch an diesem Tag gefangen werden soll. Am wichtigsten aber war, nur zwei Fische zu nehmen. Den ersten, den man fängt, muss man roh essen und die Reste wirft man in die Lagune zurück. Den zweiten nimmt man als Mittagessen mit nach Hause. Wir fingen nur, was wir bei einer Mahlzeit essen konnten.

Seine Legitimation als *Matai*, als Träger des spirituellen Wissens, konnte durch nichts in Frage gestellt werden.

Sonntags und drei Mal die Woche ging das ganze Dorf, bevor es zu heiß wurde, in Sonntagskleidern in die Kirche, die die *British Bible Society* erbaut hatte; nach ein oder zwei halbherzig gesungenen Kirchenliedern begann die Gemeinde kräftig zu „chanten".

Ein bezauberndes Stück fiel mir besonders auf. Ich fragte Matai (– der Matai übernimmt seine *Rolle* auch als Vornamen): „Das war ganz außergewöhnlich, war das ein Lied von den Ahnen?"

Er schaute mich an, als hätte die Sonne mein Gehirn verbrannt. „Das habe *ich* geschrieben", murmelte er, und vergab mir meine Unwissenheit. Als er mein Erstaunen bemerkte, fügte er hinzu: „Ich *bin* ein Ahne."

Auf dem Rückweg von der Kirche blieb er in einer Palmenallee stehen. Er war ein großer Mann mit athletischem Körperbau; sein schwarzes Haar war von ersten Silberfäden durchzogen und sein tiefbraunes Gesicht zeigte die Spuren eines Lebens in den Tropen.

Er blinzelte nicht im gleißenden Sonnenlicht, sondern er fesselte meine Aufmerksamkeit, indem er seine Augenbrauen hob und seinen Kopf leicht nach oben wandte.

Er hätte auch sagen können: „Hast du es jetzt begriffen?"

Es gibt weder Ahnen noch Nachkommen. Keine Zeit trennt uns vom Raum. Es gibt kein Gestern oder Morgen. Alles andere ist Illusion, die sich der westliche Verstand ausgedacht hat.

Eine Brise oder diese Seemöwe, die gerade vorüberfliegt, alle existieren gemeinsam mit uns, genau hier und jetzt.

Wie anders und erfrischend war seine Ansicht doch im Vergleich zu den Sichtweisen der modernen Psychotherapie.

Dies war das genaue Gegenteil zu dem Isolieren und Sezieren eines Menschenlebens in dem vergeblichen Wunsch nach Harmonie und Schönheit. Dieser Wunsch endete nach meiner Erfahrung nur allzu oft mit noch mehr ungelösten Fragen.

Matai half meinem Verstand auf die Sprünge, als er mich an ein seltsames polynesisches Wort erinnerte: *Whakapapa (fokkerpuppa)*. Es hat verschiedene Bedeutungen, doch die gängigste ist das offensichtliche Wiederholen von Mustern, die wir von unseren Vorfahren geerbt haben …, aber wir haben ja gar keine!

Stattdessen leben wir alle im Goldfischglas der Verbundenheit. Darin können wir, solange wir in einem Körper sind, Veränderungen herbeiführen, die in der geistigen Welt nicht möglich sind; alte Fehler – auch der Ahnen – korrigieren oder Missverständnisse ausräumen.

Ja, wer sich dafür interessiert, erkennt leicht, dass wir alle Muster haben, die uns belasten, und solche, die uns erfreuen und trösten.

Wir könnten sie Familienmuster nennen, weil wir sie anscheinend eng in unsere Beziehungen geknüpft haben. Vielleicht haben sich ein Onkel und ein Großvater das Leben genommen. Es gibt Tanten oder Mütter, die in einem Umfeld von Missbrauch ausharrten. Mancher hat das Gefühl, was immer er unternehme, schlage fehl – wie schon bei den Eltern und Großeltern. Andererseits kann ein erfolgreicher Schauspieler aus einer Künstlerfamilie kommen.

In diesen Mustern spiegeln sich nicht die Gene der Ahnen, sondern sie sind die gültige Eintrittskarte für dieses Leben, die uns mitgegeben wurde.

Die Frage lautet: Selbst wenn wir erkennen, dass dieser Weg zu Trost und Aufmunterung führt, und wir dieses Wissen als wahr anerkennen, wie können wir es in tiefe Lebensfreude verwandeln?

Whakapapa besagt: Unser Lebenssinn besteht nicht in mühevollen Nachforschungen, sondern im heiteren Annehmen der Lektionen, die uns bei der Geburt gegeben wurden. Das Muster annehmen, wie ein kluges Schulkind seine Aufgaben annimmt. Aufrecht dazusitzen und aufmerksam zu sein ist alles, was der „Lehrer" verlangt, damit wir als Einserschüler bestehen!

So einfach ist das. Sobald Sie das akzeptieren, haben Sie Sommerferien!

Stecken Sie sich einfach eine Blume ins Haar und atmen Sie bewusst die Freiheit ein, die Befreiung aus erstickender Unterdrückung.

Geduldig hatte mir Matai erklärt, dass nicht nur die Menschen, sondern die ganze Natur dicht mit uns verflochten ist.

ReoKoa hatte mir bereitwillig den Raum gegeben, Zeit mit Matai zu verbringen.

Jetzt mussten wir weiterziehen. Ich, um wieder zu reisen. Sie, um zu heiraten und Kinder zu bekommen.

17. Wir wissen (es) nicht

Wir müssen einfach akzeptieren, dass wir nicht wissen. Und vielleicht niemals wissen werden.

An einem kalten Januartag traf ich Karin am Hauptbahnhof in Amsterdam. Sie wollte mir den Ort zeigen, wo ich ein zweitägiges Seminar halten sollte.

Die Straßenbahn war zwar sehr voll, aber wir ergatterten zum Glück zwei Sitzplätze. Die Fahrt zur Overtoomstraat dauerte ungefähr eine halbe Stunde und Karin bat mich, ihr in der Zwischenzeit zu schildern, worüber ich reden wollte, denn sie konnte nicht dabei sein.

Also erzählte ich ihr, wie ich begonnen hatte, *Intention in Action* – absichtsvolles Tun – zu lehren, meinen ursprünglichen Ansatz, aus dem dann im Laufe der Zeit die DFR-Methode (*Deep Field Relaxation* – Tiefenfeldentspannung) wurde.

In unser Gespräch vertieft, hatten wir nicht auf die Frau geachtet, die neben uns stand. Als wir sie endlich bemerkten, weinte sie, die Tränen strömten nur so über die Wangen.

In diesem Augenblick blieb die Straßenbahn stehen, die Türen gingen auf und sie zögerte beim Aussteigen. Sie sah mich durch ihre Tränen an, streckte ihre Hand aus, als wollte sie meine Schulter berühren, und sagte: „Danke, vielen Dank. Sie haben mir die Antworten gegeben, nach denen ich schon so lange suche." Die Türen gingen zu und wir setzten unsere Fahrt fort.

Wir wissen nicht, wie das geschieht. Das ist die Freude des Nicht-Wissens.

Der Physiker und Nobelpreisträger Richard Feynman sagte einmal sinngemäß:

> Alles wissenschaftliche Wissen ist ungewiss. Diese Erfahrung von Zweifel und Ungewissheit ist wichtig. Ich halte sie für sehr wertvoll und sie reicht über die Wissenschaften hinaus. Manche wissenschaftlichen Aussagen sind höchst ungewiss, andere sind fast sicher, aber *keine* Aussage ist absolut gewiss. Wir wissen, es genügt, leben zu können, ohne zu wissen.[4]

Als Theorie ist das ja gut und schön; doch mit diesem Gefühl der Ungewissheit zu leben ist nicht so leicht.

Es ist nicht wichtig zu wissen, *wie* es geht, es geht einfach.

Wissenschaftler wollen *wissen*, wie es geht. Sie versprechen uns alle notwendigen Antworten oft sogar in diesen netten Wissenschaftssendungen im Fernsehen. Die Antworten, die sie liefern, machen unser Leben nicht einfacher und nicht sinnvoller.

Wir müssen uns mit der Ungewissheit anfreunden. Für Menschen, die mit Newtons Wissenschaftskonzept aufgewachsen sind, ist das beängstigend. Dank dieser „Wissenschaft" betrachteten wir uns fortan als getrennt von der Natur, voneinander und von den Ereignissen um uns herum.

In den letzten zweihundert Jahren hat die Wissenschaft unser Leben (und den Planeten) für immer verändert. Wir können jetzt beispielsweise in Gegenden reisen (und dort leben), wo das Klima überhaupt nicht mit dem übereinstimmt, in dem wir geboren wurden. Wir können in Akureyri in Nordisland unter dem arktischen Himmel Bananen essen, neuseeländische Äpfel in Tokio und norwegischen Lachs in Südafrika. Wir brauchen so viel Erdöl, dass wir andere Menschen notfalls dafür umbringen. Und sind wir mal einsam, dann können wir zu Hause sitzen bleiben und im Internet alles über die Tragödien der Welt nachlesen, statt ins Tanzlokal zu gehen ...

Im Mittelalter arbeiteten die Menschen vierzehn Stunden *in der Woche*. So schlau sind wir also gar nicht, wenn Sie darüber nachdenken. Heute arbeiten die meisten *jeden Tag* länger als die damalige Wochenarbeitszeit.

Über die Wissenschaft lässt sich natürlich auch Gutes sagen, doch im Moment fällt mir gerade nicht allzu viel ein.

Um die Angst zu verdrängen, die die „wissenschaftliche Wahrheit" ausgelöst hat, verträumen viele von uns ihr Leben in der Hoffnung, dass eines Tages unser Schiff kommen wird und wir dann entsetzlich wohlhabend sein werden. Von diesem Augenblick an wird alles großartig sein. Uns wird die ganze Insel gehören!

Nun, Sie können sich später bei mir bedanken, dass ich dort für Sie einen Probelauf unternommen habe. Ausschließlich zu Forschungszwecken habe ich keine Mühe gescheut, eine völlig verlassene Insel draußen im Pazifik zu finden – keine Menschen, kein fließendes Wasser, kein Telefon, kein Mobilfunkturm! Mit einem Wort: verlassen.

Ich bat Matais Bruder, mich auf die andere Seite der Lagune zu bringen und mich – zu seiner offensichtlichen Belustigung („Wer will denn so etwas?!") – dort auch noch drei Tage lang auf dem blütenweißen unberührten Sand sitzen zu lassen, den kein anderer Fuß je betreten hatte.

Wie ich vermutet hatte, gab es dort keine Spannungen. Doch es tut mir leid, solche Inseln gibt es nicht mehr auf der Welt.

Problematisch an dieser Herangehensweise ist, dass sie unsere Möglichkeiten einfriert, unsere Begabungen vor der Entfaltung lähmt. Noch schlimmer, als mitten im Leben einzuschlafen, sind die falschen Versprechungen durch Optimismus.

Optimismus ist ein Betäubungsmittel für den faulen Verstand. Er bietet uns eine Ausrede, den Anstrengungen in der wirklichen Welt aus dem Weg zu gehen. In der Tat ist die Gefahr sehr groß, dass uns die Munition ausgeht, während wir auf die Ankunft der Kavallerie warten, die wer weiß wann eintrifft. **Niemand kann wissen, was *morgen* geschieht.** Tsunami, Wirbelsturm oder Erdbeben ... **Der einzige Moment, den wir kennen, ist *jetzt*.**

Die meisten mussten schon irgendwann eine folgenreiche Entscheidung treffen.

Den Arbeitsplatz wechseln. Eine neue Beziehung wagen. Eine Eiscremesorte auswählen.

Wie Kinder in einem Spielzeugladen können wir *nicht wissen*, was uns am Ende den meisten Spaß machen wird.

Die Ungewissheit der Entscheidung macht uns nervös und verkrampft, was oft zu Depressionen führt. Weil für uns der Ausgang unbekannt bleibt, schieben wir die Konfrontation elegant beiseite und verfallen in einen Zustand bequemer Betäubung! Wir tun so, als könnten wir die Entscheidung ein andermal treffen und dadurch den fürchterlichen Fehler vermeiden, zur falschen Schachtel zu greifen und letztlich nur den Trostpreis zu erwischen. Unsere Freunde tragen zu unserer Unsicherheit bei, indem sie hilfsbereit so vielfältige Antworten anbieten, wie wir Freunde haben.

Sie können das als eine Abwärtsspirale ansehen – genauso fühlt es sich jedenfalls an. Wir können also sagen:

Eine Depression entsteht meist aus Unentschlossenheit.

Kommen wir zum Refrain unseres Titelliedes zurück („Wir wissen (es) nicht") und hören wir ihn deutlich, dann besteht der einzige Ausweg darin, nachzugeben und in den Chor einzustimmen.

*

Zu Zeiten, als man noch hauptsächlich zu Fuß ging, lebte einmal ein Mann, der ständig unterwegs war. Das hieß, er musste einen schweren Rucksack herumtragen, mit genügend Essen für ungefähr einen Tag, und ausreichend Kleidung, um für jedes Wetter gerüstet zu sein. In Australien würde man ihn einen Beutelmann nennen (er trug seine ganze Habe auf seinem Rücken in seinem Schlafsack). In einer anderen Kultur hätte man ihn vielleicht als Landstreicher, Nomaden oder Abenteurer bezeichnet. Jedenfalls wusste er, dass er bald Arbeit finden musste, doch er hatte keine Ahnung, wo.

Zum Glück musste er gerade nicht Berge hinauf- und hinunterkeuchen und ebenso wenig litt er unter Frostbeulen und wurde auch unter keiner Sahara-Sonne geröstet. Er ging auf einem angenehmen, ebenen Weg entlang, bis er an eine Weggabelung kam. Sollte er der linken oder der rechten Abzweigung folgen? Er hatte gehört, die linke könne zu einem tollen Job führen: Obst pflücken …, soviel man essen konnte! Der andere, rechte Weg sah ebenso einladend aus, schon aus der Entfernung konnte er Blumenduft aus einem Garten riechen.

Doch die Entscheidung war ihm zu schwierig.

Er kehrte um, ging in die Richtung zurück, aus der er gekommen war, und sagte sich: „Ich tue das Richtige. Wenn ich zurückgehe, weiß ich wenigstens, was mich erwartet."

Er wollte gerade einen Schritt machen, als ein Pferd mit Kutsche an ihm vorbeiraste und den *linken* Weg einschlug.

„Vielleicht", so dachte er und wischte sich den Schweiß von der Stirn, „vielleicht war das ein Hinweis, den linken Weg zu nehmen?"

Er schulterte seinen Beutel, drehte sich wieder um und wollte diesen Weg einschlagen, letztendlich glücklich, weil er nicht selbst die Verantwortung für seine Entscheidung übernehmen musste.

Doch dann geriet er in einen fürchterlichen inneren Zustand: Gott, die Natur oder die Jung'sche Synchronizität – das eine oder andere davon – schien mit seiner Wahl nicht einverstanden zu sein. Als er nämlich seinen Kopf zur Seite wandte, hörte er vom *rechten* Weg her einen Vogel zwitschern.

Verzweifelt schlug er doch diesen Weg ein.

Er lief und lief und lief. Sein Verstand erlitt Höllenqualen.

„Vielleicht", so sinnierte er, „war ich nicht ganz bei Sinnen, denn jetzt bin ich mir sicher, ich hätte doch dem *linken* Weg folgen sollen." – „Nein, nein", warf sein logischer Verstand ein, „der *rechte* ist der beste!"

Was ihm am meisten bekümmerte war, dass der Weg eine Biegung machte. Und zwar so gar nicht in die Richtung, in die er gehen wollte.

Zumindest war es besser, überhaupt loszugehen, so beschwichtigte er sich – wohin auch immer der Weg führen würde –, jedenfalls besser, als an der staubigen Weggabelung zu sitzen und depressiv zu werden.

Als der Abend nahte, machte dieser *rechte* Weg zu seiner großen Überraschung und Freude noch eine Schleife und stieß wieder mit dem *linken* Weg zusammen, und zwar genau an einer Herberge, in der er sich eine ordentliche Mahlzeit und ein Nachtlager verdiente, indem er die Pferde striegelte und abspritzte.

*

Wir könnten unseren Reisenden geradewegs zu einem Avatar, einem Weisen, machen, wenn er einfach lernen könnte, *jede* Entscheidung im Rahmen seiner moralischen und ethischen Überzeugungen zu treffen und dann das Ergebnis loszulassen.

Das nenne ich (in Großbuchstaben) DIE RÜCKKEHR ZUR FREUDE.

18. Deep Field Relaxation (DFR)

Der Name DFR war keineswegs eine schnelle Erfindung. Lange Zeit suchte ich nach einer passenden Bezeichnung für meine Arbeit. Sie sollte ein weites Anwendungsgebiet umfassen, den körperlichen, psychischen und auch den spirituellen Bereich abdecken.

Ich denke, ich habe früher schon erwähnt, wie ich allmählich einer Klärung näher kam, als ich in meinem tastenden Wunsch, der das Wesentliche meiner eigenen Erfahrungen begreifen wollte, darauf kam, dass ich einen festen Ausgangspunkt brauchte. Von diesem aus muss sowohl ein Gefühl von Sicherheit als auch ein Zusammenhang mit anderen vorhandenen Praktiken und überlieferten Beispielen anklingen.

So passte der Begriff „geistiges Heilen" eine Zeit lang ganz gut als Arbeitsbegriff. Aber je mehr ich in unterschiedlichen Kulturen arbeitete, desto mehr wurde mir klar, dass ich einen viel allgemeineren Begriff suchte, der überall als treffende Bezeichnung der Phänomene gelten konnte.

Mein Verstand schaltete sich an dieser Stelle ein, doch vorsichtig, um das Schiff nicht zu sehr ins Schaukeln zu bringen. Ich hielt an dem Wort Heilen fest, aber ersetzte „geistig" durch „absichtsvoll" (englisch: *intentional*). Mmmh, okay. Nichts gegen „absichtsvolles Heilen" (englisch: *Intentional Healing*). Immerhin habe ich als Erster versucht, mit einem Begriff das Geschehen zu beschreiben. So war ich recht zufrieden mit mir.

Aber Sie kennen das auch, wenn man etwas auf der Zunge hat und es nicht herausbringt. Natürlich war die Antwort schon die ganze Zeit da. In einem früheren Buch hatte ich meine Beziehungen zu den mannigfachen Feldern beschrieben, aus denen sich nach meiner Einschätzung das zusammensetzt, was die Mystiker das All-Eine genannt haben. (Der Titel des Buches ist *Dancing in the Fields.*)

Deep Field Relaxation. Da war es plötzlich!

Als ich später durch Asien reiste und anfing, Qigong zu lernen (eine alte Form von einfachen, aber äußerst wirksamen chinesischen Heilbewegungen), hörte ich die interessante Wendung: „Geh mit dem Fluss."

„Mit dem Fluss gehen" bringt ein taoistisches Grundprinzip klar zum Ausdruck, das uns auffordert, auf das Fließen der universellen Energie zu reagieren, auf das sich ständig wandelnde Feld. Und wenn wir auf dieser Welle dahingleiten, erreichen wir leicht den Zustand des *wu wei* – des „Handelns, ohne zu handeln", des „Nicht-Tuns". Normalerweise sage ich den Teilnehmern zu Beginn meiner Seminare: „Wir lernen, wie man *nichts* tut." Viele zögern dann und fragen: „Wie können Sie Geld dafür verlangen, dass Sie *nichts* beibringen?"

Wu wei hat nichts mit Faulheit zu tun, nichts mit Schläfrigkeit, Untätigkeit, Desinteresse oder reiner Passivität. Ganz im Gegenteil – wir sind vollständig eingebunden und doch ist da keine „Arbeit", nicht der übliche Versuch, die Ergebnisse zu steuern und zu kontrollieren. Wir können uns vollkommen entspannen, sobald wir auf dieser Welle reiten – die Klauen des Ego lassen locker und es geht nach dem Willen des Universums.

Wissen Sie, dass das gleiche Prinzip der „Nichteinmischung" den Ackerbau in Japan und einigen afrikanischen Ländern vollständig verändert hat? Sie säen das Saatgut in unbehandelte, ungepflügte Erde und die Natur übernimmt die Führung. Ihre Resultate? Wunderbare Ernten, kein Einsatz chemischer

Düngemittel, wenig körperliche Anstrengung und ein wieder-hergestelltes ökologisches Gleichgewicht.

DFR ist eigentlich weder eine therapeutische Methode noch ein theoretisches Konzept, es ist eine Lebensweise.

Weil das Hauptmotto lautet: „Anderen dienen", eignet es sich für verschiedenste Berufe: für Lehrer, Ärzte, Flugbegleiter, für Heilpraktiker und Sozialarbeiter, Manager und Kundenberater – ja für alle, die mit Menschen zu tun haben, also ungefähr für jeden.

Die Regeln für ein Leben in DFR sind einfach.

Regel 1: Wir müssen in aller Bescheidenheit und Demut ein-räumen, dass niemand die Ursache oder das Heilmittel für das Problem eines anderen genau kennen kann!

Die Welt-in-Veränderung legt nicht ein für allemal fest, was je-mand in einem bestimmten Moment braucht. Das könnten wir dann nämlich wissen. Aber in der Veränderung können wir nicht alle wirkenden Momente erfassen und es bleibt ein Rest Nichtwissen übrig. Die Ursache einer Erkrankung oder eines psychischen Schmerzes kann ein Virus sein oder vielleicht ein ererbtes schädliches Lebensmuster oder falsche Ernährung oder negatives Denken. Falls Sie an die Vorstellung früherer Le-ben glauben, dann kann auch ein weit zurückliegendes Trauma die Ursache sein.

Regel 2: Denken Sie immer daran: Ihr Zustand ist ansteckend! Es ist wirklich so. Wenn jemand gähnt, dann gähnen nach und nach auch die Leute ringsum, gleichgültig, ob sie müde sind oder nicht. Ein Komiker konzentriert sich auf *eine* Person im Publikum und weiß, dass andere sich anschließen werden ... Wenn „ich" mich selbst in einen Zustand der Ruhe versetze, wenn meine Absicht darin besteht, der Harmonie und dem Ausgleich zu dienen und sie zu fördern, dann werden „Sie" davon positiv beeinflusst, ohne irgendeine zusätzliche

Anstrengung. Genau genommen gibt es gar kein „Ich" oder „Sie" oder „Du" – wir sind alle *EINS*.

Regel 3: Ihr Handeln ist spontan, natürlich und mühelos. Jemand weint? Setzen Sie sich einfach zu ihm. Ist jemand nach einer schlimmen medizinischen Diagnose in Angst, dann bleiben Sie einfach gelassen und seien Sie überzeugt, dass das *Feld* Unterstützung und Führung bietet.

Regel 4: Für die Natur ist nichts unmöglich – falls ein „Wunder" schon jemals geschehen ist, selbst wenn das nur ein einziges Mal war, dann muss das eines ihrer Gesetze sein, also ein Naturgesetz.

Regel 5: Es gibt keinen Grund, an den Ergebnissen unseres Handelns festzuhalten; wir denken nicht an persönlichen Gewinn, an Ruhm, Anerkennung oder Dankbarkeit. Die tatsächlichen Ergebnisse werden wir vielleicht nie erfahren. Häufig sind Menschen verschlossen oder unachtsam. Allzu oft haben sie sehr hohe Erwartungen und bemerken die subtilen Veränderungen nicht.

Solange unsere Absichten unverstellt sind und wir ethisch verantwortlich vorgehen, finden die Dinge ein gutes Ende, wenn wir die Mittel also sorgfältig wählen und den Rest „Ihm" überlassen (wie Mahatma Gandhi sagte).

In Anspielung auf kapitalistische Werte sagte Mark Twain: Gott schenkt die Heilung, doch der Arzt schickt die Rechnung.

Regel 6: Gefühle, Empfindungen und Intuition sind bei der Anwendung von DFR sehr wichtig. Sie lenken wie ein Kompass das Schiff auf dem weiten Ozean. Wenn irgendwelche

Erfahrungen oder Gefühle auftauchen, leisten wir ihnen keinen Widerstand.

Wir lassen sie auftauchen, wir lassen sie da sein und schauen dann zu, wie sie verschwinden. Tief im Inneren wissen wir, dass wir nicht aus dem Ego heraus handeln. Unser Handeln geschieht aus der Notwendigkeit dieses Augenblicks und ohne jeden Gedanken an unseren Vorteil oder Verdienst.

Wir müssen uns über unsere Absichten völlig im Klaren sein, wenn wir uns bei dieser „Nicht-Arbeit" beteiligen. Warum tun wir es? Ist es wirklich das, was wir tun *wollen*? Was ist unser Ziel? Die Liste der Fragen ließe sich fortsetzen.

Die *Absicht* entspricht der Kontrollanzeige im Flugzeug. Ohne sie hat das Flugzeug keine Richtung. Die Intention zu dienen, zu heilen, kann zu Heilung führen, selbst ohne eine besondere Energiearbeit.

Das legt den Schluss nahe, dass das Bewusstsein Veränderungen erzeugen kann, die nicht auf einer Energieübertragung beruhen. Und vor allem darin unterscheidet sich DFR von anderen ähnlichen Vorgehensweisen.

Regel 7: Bei DFR lassen wir keine Energie zu irgendjemand „fließen". Wir halten uns an keinen vorgegebenen Ablauf oder an schriftliche Regeln und wir manipulieren nicht. Es herrscht völlige Offenheit, wie *es* geschieht.

Weiß der Himmel, was die Natur selbst von der Bezeichnung DFR hält. Ist das überhaupt wichtig? Wichtig ist lediglich, dass DFR Ihnen die Freude des Feldes in seiner Allmacht und Allgegenwart spürbar macht und sie zu Ihnen bringt.

Ein Freund sagte mir einmal, dass er nicht genau wisse, wie sich Entspannung anfühle. Wenn er das Wort höre, stelle er sich sich selbst als eine lockere Gitarrenseite vor.

Genau das findet statt, wenn wir die Konditionierung durch unseren Verstand mit all den starren Bedingungen loslassen, an die wir uns so sehr gewöhnt haben. Sie können sogar das Geräusch hören, wenn die Spannung nachlässt – tsummm!

Entspannung tritt ein, wenn Verstand und Körper gelassen und ruhig sind und sich sicher fühlen. Alltagssorgen verblassen, Stimmungen werden weicher und neue Möglichkeiten treten hervor. Die Lebenskraft kann zur Wirkung kommen, ohne dass ein ständig plappernder Verstand, der alles besser weiß, sie ausbremst. Zweifel lösen sich auf und neue Sichtweisen tauchen auf, in unserem physischen, im mentalen und im spirituellen Körper.

*

Betrachten wir eine kurze Aufzeichnung einer DFR-Sitzung: Eine Patientin, nennen wir sie Rebecca, kommt in die Praxis.

Rebecca (kommt leise herein und setzt sich zögerlich auf den Rand des gepolsterten Lederstuhls): Herr Sanderson, ich weiß es, weil alle es mir gesagt haben: Sie sind der beste Heiler auf der ganzen Welt ...

Ich (gebe Bescheidenheit vor): Nun ja, ...

R: Ich habe alle meine Röntgenbilder mitgebracht. Hier, das war ich im Jahr 1974, hier sehen Sie die Lunge, da rechts ... und die Nieren hier auf diesem; das wurde 1985 gemacht, halt, nein, nein, Augenblick, das war ja erst '86 ...

ICH (unterbreche höflich): Ach, das ist nicht ...

R: Ich weiß, es war '86, weil im selben Jahr mein Hund meiner Tochter das Ohr abgebissen hat ...

ICH (schaue auf die Uhr): Ich hoffe, sie hat sich inzwischen erholt ...

R: ... das war, kurz nachdem mein Arzt mir eröffnet hatte, ich hätte einen Zehennagelstau im Endstadium. Niemand konnte bisher ...

ICH: Lassen Sie uns mal sehen, was wir ...

R: …Oh, ich bin mir ja so sicher, Sie können in einer einzigen Sitzung auf wunderbare Weise alle meine Probleme lösen … Könnten wir vielleicht auch gleich die Schwierigkeiten mit dazunehmen, die ich mit meinen neuen Nachbarn habe …?

ICH: Ich verstehe ja, dass … Vielleicht …

R (greift in ihren tragbaren Aktenschrank und holt einen Folianten mit den Kopien der Verschreibungen der letzten 25 Jahre heraus; anklagend deutet sie mit ihrem Zeigefinger auf die oberste): … Das hat mir überhaupt nicht geholfen. Erst dachte ich, ich merke etwas … Sie verstehen doch …?

ICH … nehme die Gelegenheit wahr, stehe auf und gehe zur Entspannungscouch, Kopfnicken …

*

Nein, glücklicherweise müssen wir bei der Tiefenfeldentspannung (DFR) *nicht* in alle widerlichen Einzelheiten gehen – solche Fälle legen wir ab unter der Überschrift DFR (*Don't forget Rebecca* – auf Deutsch: Vergessen Sie Rebecca nicht) …

Die *richtige* Mitschrift sieht eher so aus:

Rosanna kommt sehr zeitig, um sich nach ihrer Fahrt noch etwas auszuruhen, und nimmt sich Zeit für ein warmes Getränk.

ICH (fordere sie auf, ins Behandlungszimmer zu kommen): Hallo Rosanna, bitte kommen Sie herein.

ROSANNA (lächelt): Soll ich mich hier hinlegen?

ICH (nicke und lächle): Im Grunde reden wir nicht viel. Bei DFR erkennen wir ehrlich an, dass *niemand* genau wissen kann, was notwendig ist – die Ursachen liegen zu tief, als dass unser Verstand, der an der Oberfläche schürft, sie entdecken würde.

ROSANNA (ist sich nicht ganz sicher): Ich … verstehe.

ICH (mache es ihr bequem, eine Decke ist günstig, falls sie eine möchte, und ein Kissen für den Kopf): Nun wollen wir sehen, was wir tun können. (Die Betonung liegt auf *wir*.) Machen Sie es sich bitte auf dem Liegestuhl bequem, während ich die *Mind Music*, eine CD mit Entspannungsmusik einlege. Sie können sich natürlich jederzeit bewegen. Und heben Sie sich bitte alle Fragen für später auf.

*

Für einen Zuschauer passiert zwanzig Minuten lang gar nichts. Ich sitze scheinbar nur so da und halte ihren Kopf in meinen Händen. Sie liegt scheinbar nur mit geschlossenen Augen da und atmet langsam.

Irgendetwas ist wunderbar beruhigend, besänftigend, bestärkend und gibt Sicherheit, wenn jemand einfach unseren Kopf hält, ohne ihn irgendwie zu manipulieren. Man braucht nicht zu reden und auf keine Emotionen oder Körperempfindungen zu achten. Das erzeugt eine wunderschöne, vertrauliche Stille.

Nach zwanzig Minuten gehe ich aus dem Zimmer und lasse sie noch zwanzig Minuten ruhen, ähnlich wie ein guter Akupunkteur seinem Patienten Zeit lässt, die Energie zu integrieren, bevor er ihn wieder in dieser alten Welt willkommen heißt. –

Was ist dann geschehen? Meine Güte, immer diese uralte Frage! Die Antwort lautet: Das weiß niemand ganz genau! Dieses goldene Bindeglied zwischen der *Absicht*, der Reaktion des Geist-Körper-Systems und dem größeren Kosmos entzieht sich der Wissenschaft schon seit Jahrhunderten.

Die treffendste Vermutung ist: Falls der Therapeut (dieses Wort ist fast genauso schlimm wie „Heiler") einen Zustand des *wu wei* erreicht hat, also keine sorgenvollen Gedanken hegt, keinen festgefahrenen Vorstellungen anhängt (darüber, was gerade stattfindet oder was für diesen Menschen zu tun ist), dann dringt die Weisheit des Körpers dieses anderen Menschen durch; Ihr eigenes Energieniveau und das Ihres Gegenübers kommen in Übereinstimmung, erreichen eine gemeinsame Stufe, auf der vielleicht die kreative Kraft des Feldes wirken und sich entfalten kann. Wenn *mein* Geist ruhig ist, dann betreten wir, die beiden Beteiligten, gemeinsam ein Feld wunderbarer Möglichkeiten.

Und der Verstand sorgt sich immer noch: „Was ist, wenn ich als Fachmann (Lehrer, Arzt, Sozialarbeiter ...) nicht genug tue? Ist es nicht zu einfach, nur anzunehmen, wir könnten in einer ernsten Situation einen Unterschied bewirken?" Darauf antworte ich: „Wir bemühen uns redlich, unser Bestes zu geben, so gut wir können."

Ob wir nun ausgebildete Anwender sind oder erst Anfänger – wir müssen einräumen: Manche unserer Antworten sind höchst unsicher, andere sind fast sicher, aber keine Antwort ist völlig gewiss.

Intelligente, vernünftig denkende Menschen wollen genaue Daten, wie vielen Menschen meine Arbeit tatsächlich geholfen hat. Die knappe Antwort darauf heißt: Allein dadurch, dass sie ihre Haltung oder ihre Überzeugung so weit geändert haben, dass sie einen „Heiler" aufsuchen, ist schon eine Veränderung in Gang gekommen. Ich erkläre dann weiter: Jeder einzelne Mensch, der zu mir kommt, stirbt irgendwann; das sind insgesamt 100 Prozent – *die einzige Variable* ist nur der Zeitpunkt.

DFR versteht man nicht, indem man eine komplexe Theorie lernt, sondern indem man es persönlich erlebt. Viele Menschen, denen gesagt worden war, sie hätten noch einen oder zwei Monate zu leben, riefen mich 15 oder 20 Jahre später an, um mir zu sagen, sie hätten die ganzen Jahre keine einzige Woche verbracht, in der sie sich nicht daran erinnert hätten, was sie während der DFR-Behandlung erlebt hatten.

Wie wunderbar! Wie unglaublich?! Unfassbar!

Aber machen Sie sich in Ihrer Begeisterung keine Illusionen. Wahr ist: Ganz egal, wie sehr Sie auf Ihrem Stuhl herumrutschen und wie dringend Sie *allen* die gute Nachricht mitteilen wollen – die Menschen sind meistens mit etwas anderem beschäftigt.

Viele neue Ideen sind schon immer erst einmal ignoriert worden. Mit dieser Enttäuschung stehen wir nicht allein. Die Wissenschaftsgeschichte wimmelt von Beispielen, wie neue Ideen abgeschmettert wurden.

Der Marinechirurg John Lind entdeckte 1747, wie man Skorbut vorbeugen kann. Vitamin-C-Mangel war die Todesursache Nummer eins in der englischen Marine. 49 Jahre dauerte es, bis das Marineamt etwas dagegen unternahm.

1848 drängte und bat Dr. Ignatius Semmelweis die Ärzte inständig, ihre Hände mit Chlor zu desinfizieren, bevor sie nach einer Leichenschau auf die Entbindungsstation gingen und Babys zur Welt brachten. Über eine Million Frauen starben unnötig, weil die Ärzte erbost waren, dass man sie für die Übertragung von Keimen verantwortlich machte – Semmelweis wurde von seinen Kollegen erbarmungslos verfolgt.

Selbst heute noch werden die Ideen des Arztes Samuel Hahnemann zur Homöopathie von einem großen Teil der etablierten Ärzteschaft voller Skepsis beäugt und lächerlich gemacht. Und das, obwohl diese Mittel keine schädlichen Nebenwirkungen hervorrufen, obwohl die Homöopathie inzwischen ein Millionengeschäft ist und fast alle Krankenversicherungen in Europa die Kosten für homöopathische Arzneimittel (teilweise) übernehmen.

Einen Moment, während wir über bedauernswerte Wissenschaftler nachdenken, hätten wir beinahe unser Logbuch vergessen! Lassen Sie uns Folgendes eintragen:

- *Nummer 1:* Ihre Aufgabe besteht darin, in sich ruhig zu sein. Erwarten Sie nichts, lehnen Sie nichts ab. Gehen Sie mit dem Fluss, *er* weiß, wohin es gehen soll.

- *Nummer 2:* Falls Sie anderen dienen wollen, betrachten Sie sich nicht als „Helfer", denn sonst machen Sie aus dem „Hilfsbedürftigen" einen „Hilflosen", dem Sie sich überlegen fühlen. Es genügt, wenn Sie klarstellen, dass Sie bereit sind, eine gewisse Zeit gemeinsam zu verbringen. Sagen Sie einfach: „Lassen Sie uns sehen, was wir tun können." So ist uns beiden gedient, wir teilen einen Raum. Gemeinsam probieren wir etwas aus, was nicht aufdringlich ist und wofür man keine Verrenkungen machen oder täglich eine Stunde auf einem Bein stehen muss.

- *Nummer 3:* Jede und jeder von uns hat besondere Fähigkeiten und niemand ist spirituell weiter entwickelt als jemand anderes. Jeder ist ein wesentlicher Teil des kreativen Felds und in diesem unmittelbaren Zusammenhang sind wir alle eng verbunden.

Ein Ego zu haben ist notwendig – es zur Schau zu stellen überflüssig.

Viele haben ihre Krankengeschichte schon von einem Therapeuten zum nächsten geschleppt. Dort sitzen wir dann und wiederholen die geläufige Diagnose, während wir tief im Innern wissen, dass es keine Wunderpille gibt, keine plötzliche Linderung der Symptome. Was aber geschieht, wenn der „Therapeut" sagt: „Liebe Anna (oder lieber Ferdinand), ich habe keine Ahnung, was Ihr Problem ist, vergessen wir Ihren ganzen Vortrag und lassen Sie uns einfach zwanzig Minuten still sein." Wie schockierend ist das? *Richtig dramatisch!*

Endlich: Ehrlichkeit! Der Verstand des Patienten weiß nicht, wohin er sich noch wenden soll. Warum genießen die afrikanischen Medizinmänner, die Baliann in Indonesien, die ägyptischen Priester, die Jankris in Nepal und all die anderen das

Vertrauen der Dorfgemeinschaft in allen möglichen und unmöglichen Situationen? Weil sie nicht heucheln und nichts vortäuschen; gemeinsam mit den Patienten beten und tanzen sie und erbitten die Antworten von den Göttern.

Also, was bleibt uns übrig?

Langsam, aber sicher, lassen wir die verzwickten Zusammenhänge und Begründungen hinter uns über alles, was wir gar nicht sicher wissen können.

Dann kommt *dieses* Wissen: Sie wissen mit absoluter Gewissheit, dass Sie *niemals* wissen werden; und das Wunderbare daran ist: Es hört auf, wichtig zu sein.

Die Aufgabe des
Trägers der Weisheit
besteht darin, den Verstand
in den Augenblick der Stille zu leiten,
in dem Wunder möglich sind.

Unmittelbare Ergebnisse werden nicht angestrebt,
obwohl sie oft genug auftreten.
Denn es kann Jahre dauern
oder gar mehrere Generationen,
bis die Veränderungen von heute
heranreifen.

Deshalb hält der Weise
an der Zuversicht fest und
bleibt im stillen Wissen des Zulassens.
Denn Zulassen ist ein Ausdruck wirklicher Verbundenheit
mit dem Ewigen, eine lebendige Teilnahme an dem
großen Plan, der über eine Lebensspanne hinausreicht.

So getröstet
macht der Verstand
in einem Augenblick
ruhigen Verstehens die Erfahrung
einer schwingenden, begreifenden Gewissheit
des spirituellen Universums.

19. Der Film

Zwanzig Jahre vor dem Film *What The Bleep Do We Know* hatte ich ein Drehbuch mit ähnlichem Inhalt verfasst. Das war 1976. Und 1982 drehten wir in mehreren Ländern den Film unter dem Titel *God Doesn't Play Dice* [auf Deutsch etwa: Gott würfelt nicht] in Anlehnung an Albert Einsteins Ausspruch. (Er sagte einmal sinngemäß: Es ist schwierig, dem lieben Gott in die Karten zu schauen. Aber dass er würfelt und telepathische Methoden benutzt, kann ich keinen Augenblick glauben ...) Ich wollte die Verbindungen zwischen den Aussagen angesehener Wissenschaftler und denen von Hellsehern herausfinden.

Tataucho Muhuawit lächelte über meinen Ärger, den ich nicht verbergen konnte, wenn das Interview immer wieder durch das Husten des Kameramanns unterbrochen wurde.

Der junge Medizinmann des Eulenstamms lehnte sich dann zurück unter der kalifornischen Sonne und wartete gelassen auf die nächste Aufnahme. Schließlich gab er mir ein Zeichen, einen Augenblick zu warten. Er ließ seinen Blick über die umstehenden Bäume schweifen. Dann ging er hinüber, suchte ein Blatt aus und gab es dem Kameramann.

„Kauen Sie das", bot er an.

Von da an wurde die Aufnahme ohne Nebengeräusche zu Ende geführt.

Das interessierte mich, und während meine Leute die Ausrüstung verstauten, fragte ich ihn nach diesem Blatt.

„Es ist nicht irgendein Blatt", lächelte er, „es muss das richtige Blatt für den richtigen Menschen zur richtigen Zeit sein. Im

Feld der Existenz sind diese Pflanzen, diese Bäume und der Mond alle eins."

Etliche Jahre später in Südbrasilien zeigte mir Evalina Navarette, die „drei Monatsreisen vom nächsten Postamt entfernt" aufgewachsen war, welchen Nutzen man aus einer Naturverbundenheit ziehen kann. Als der Dschungel ihrer Heimat unter dem Rauch und den Kettensägen der Wahnsinnigen verschwand, sammelte sie möglichst viele seltene Heilpflanzen, zog in das Städtchen *Iguaço* und eröffnete in ihrem Haus und Garten eine Pension. Sie sprach neben dem örtlichen Dialekt auch Portugiesisch, Englisch, Französisch und Deutsch.

An ruhigen Abenden, wenn die Hitze nachließ und der Staub des Tages sich setzte, gab sie allen Interessierten das überlieferte Wissen weiter, das sie von den Ältesten ihres Stammes gelernt hatte. So saßen wir einmal bei ihr, als eine ihrer Katzen gegen einen Busch in der Nähe losging.

„Ah", sagte sie, „Malaria".

„Wie bitte?"

„Malaria. Bei irgendwelchen Anzeichen von Malaria muss man die oberen Blättern von diesem zwei Meter hohen Strauch kauen. Dann ist sie weg."

„Aha. Das Kauen dieser Blätter lindert Malaria, sagen Sie?" Ich vermutete schon die Antwort, die sie geben würde, und sagte trotzdem: „Warum verpacken wir nicht ein paar Blätter und werden Millionäre?"

Sie lächelte großzügig über meine Unverschämtheit. „Weil sie nur wirken, wenn man in der Nähe dieses Buschs lebt. Im nächsten Ort kann es eine ganz andere Pflanze sein, die die gleiche Wirkung erzielt."

Zurück zu den Dreharbeiten für unseren Film. Tatauchos Worte bewahrheiteten sich eindeutig, als es in den nächsten zwölf Wochen keinerlei Husten oder Niesen gab.

Nach Tataucho war mein nächster Gesprächspartner für den Film Dr. Jim Hurtak, ein früherer Wissenschaftler der NASA, der unter anderem *Das Buch des Wissens: Die Schlüssel des Enoch* geschrieben und darin als Erster die Pyramiden und das Gesicht auf dem Mars beschrieben hatte. Er hatte meine Untersuchungen gelesen und war so entgegenkommend, dass wir sofort einen Dokumentarfilm hätten drehen können, wenn ich damals auf Video aufgenommen hätte statt auf einem 35-mm-Film. Er verblüffte mich mit der Auffassung, dass wir nicht nur unser eigenes Leben erschaffen, sondern Mitschöpfer des Universums sind.

Genauso hatte ich den Glauben der Koori in Australien verstanden. Sie sind davon überzeugt, dass die Welt nur fortbesteht, weil sie sie jeden Morgen neu erschaffen – mehr als 120 000 Jahre später sagen uns die Quantenphysiker ungefähr das Gleiche.

Beschleicht Sie allmählich die gleiche Ahnung, die auch mich beschlich, nämlich dass ich unbewusst meinen eigenen Weg erschaffe?

Manchmal war es schwierig, diesem Weg zu folgen. Thomas Banyacya – der wahre Hüter und Bewahrer der Hopi-Prophezeiungen – war so gut wie nicht zu erreichen und gab selten Interviews. Trotzdem rief ich bei ihm zu Hause in Kykotsmovi an. Zu meiner Überraschung hörte ich von seiner Frau, er werde gern in dem Film mitwirken, falls er dann nicht gerade draußen in der Wüste **sei**. Das klang mir nach einer höflichen Absage. Ich konnte meinen Finanzplan nicht durch eine unsichere Zusage gefährden, deshalb strich ich seinen Namen von der Liste und plante keinen Aufnahmetermin.

Einen Monat später ereignete sich etwas Seltsames, als ich in Sydney einen Meditationskurs abhielt. Wir übten gerade die „Außen-Meditation":

Außen-Meditation: Statt „den Geist zu leeren", was meistens in der Erfahrung von Unmöglichkeit, Scheitern und Versagen endet, sitzen wir einfach da und hören auf die natürlichen Geräusche um uns herum. Das erzeugt mit der Zeit ein Gefühl der Verbundenheit mit allem im Feld und der Zugehörigkeit zu der Gruppe.

Mitten während dieser Entspannung, ohne dass ich das im Geringsten beabsichtigt hatte und zum ersten Mal überhaupt überkam es mich und ich redete laut im Tonfall eines amerikanischen Indianers. Können Sie sich vorstellen, wie sehr ich mich dagegen auflehnte?

In esoterischen Kreisen und in spirituellen Gruppen scheint es *immer* einen indianischen „Führer" wie einen kollektiven Schutzengel zu geben, der Weisheiten channelt. Banyacya mit seiner gewichtigen Stimme sprach durch mich – wer hätte es sonst sein können – und sagte: „Wir sehen uns bald." Das war's. Da wusste ich, dass der Film mit ihm gedreht werden würde.

Außer dem ungebetenen Besuch bei der Meditationsgruppe hatten wir erst sechs Monate später wieder Kontakt miteinander. Ich kam mit dem Aufnahmeteam nach Tuscon, um einen Professor an der Universität zu interviewen. Ohne große Hoffnung, Banyacya zu erreichen, versuchte ich es beiläufig und rief an.

Seine Frau war sofort am Telefon: „Ja, ich war gerade drei Stunden mit dem Auto unterwegs und habe ihn zum Flugzeug gebracht. Er wusste, dass Sie kommen." Pause. „Aber er weiß nicht, in welchem Hotel Sie abgestiegen sind."

Nach seiner Ankunft lud ich ihn zum Essen ein. Auf dem Weg vom Hotel zum Restaurant waren wir endlich allein und ich fragte ihn: „Waren Sie das wirklich, der da durch mich sprach und mir versicherte, dass es mit dem Film klappt?"

Man hätte erwarten können, dass er auf dem Absatz kehrt macht und schleunigst wieder die Wüste aufsucht. Stattdessen ging er einfach weiter und sang leise vor sich hin: „Hum a he yah, hum a he yah, hum a je yah …" Oder so ähnlich.

Wenn der Schüler am wenigsten damit rechnet, packt ihn der Lehrer am Kragen und verpasst ihm einen Tritt in den Hintern, sogar einen sehr kräftigen!

Danach nahmen wir ein gelungenes Interview auf mit der Farbigen Wüste (*Painted Desert*, eine Wüste in Australien) als eindrucksvollem Hintergrund. Großzügig schenkte er mir viele Informationen, die normalerweise nicht preisgegeben werden, – schon gar nicht einem Haufen verrückter australischer Filmemacher!

Oder vielleicht hat er es gerade deshalb getan! Ich war so glücklich und beschwingt nach den Aufnahmen, dass mir meine linke Gehirnhälfte völlig abhanden kam und ich ihn ungehemmt fragte, ob ich für mich persönlich ein oder zwei Fotos von ihm machen dürfte. Schon während ich das aussprach, wurde mir bewusst, wie unangemessen diese Bitte war. Sein Zögern machte mir nur zu deutlich, dass ich eine Grenze überschritten hatte, aber er gestattete mir doch, drei Fotos zu machen.

Seien Sie nicht überrascht: Als ich den Film entwickeln ließ, waren diese drei Bilder völlig schwarz.

Bei einer anderen Gelegenheit war ich darauf aus, die weltweiten Klimaveränderungen zu erforschen, und war dazu in der Negev-Wüste unterwegs, um den Beduinenscheich Hamad zu interviewen. Zunächst wies er mich nachdrücklich darauf hin, dass nur Allah die Zukunft kenne. Wir sollten nicht versuchen, schlauer zu sein als er. Über einer Tasse Kaffee begann er Gedichte zu rezitieren, die der Anthropologe und Übersetzer ihm noch nie hatte entlocken können.

Während ich so zuhörte und die karge Sandlandschaft mit den Augen abtastete, bewunderte ich, wie sein Volk so viele Jahrhunderte lang in dieser Kargheit und Dürre überleben konnte.

Von seinem Reden prägte sich mir etwas ein wie: „Wir dürfen nicht die Zukunft prophezeien, aber wir dürfen aufgrund vergangener Ereignisse vorhersagen, was geschehen *könnte*."

Ein leichtes Schulterzucken unter seinen bunten Gewändern und ein Wink mit seiner Hand forderten uns auf, ihm zu folgen. Er schlurfte aus dem dunklen Zelt in die heiße Sonne. Aus seinen Kleidern kramte er ein Säckchen mit Salz hervor (das in der Wüste so kostbar ist wie Gold) und er schüttete sechs Häufchen auf, die er durch gleiche kleine Steine voneinander getrennt hielt.

Anscheinend kann man in der Wüste nur sechs Monate im Jahr überhaupt mit Regen rechnen. Das spärliche Gras zu schonen und zu pflegen ist eine Überlebenskunst. Jedes Jahr im Oktober streut der Seher Salzhäufchen auf einen flachen Felsen und lässt sie über Nacht liegen. Bis zum Morgen bildet sich Tau, der auf einigen Häufchen kleine Rinnsale entstehen lässt, andere sind vielleicht nur feucht, wieder andere trocken. Sein Volk hatte eine langfristige Wettervorhersage entwickelt, indem es das Informationsfeld anzapfte.

Jetzt war es an der Zeit, einen Wissenschaftler ausfindig zu machen und ihn auf diese Möglichkeiten anzusprechen.

Der Biologe Lyall Watson, Autor mehrerer Bestseller, darunter das Buch *Geheimes Wissen – Das Natürliche des Übernatürlichen* ließ sich sofort auf unser Thema ein: Gott würfelt nicht. Ohne Umschweife zielte er direkt auf den Kern, das Herz meines Projekts – oder sollte ich eher sagen: auf das Auge?

Wir standen im Richmond Park in London und er deutete auf die Rotwildherden in der Nähe.

„Darwin wusste, dass seine ‚Evolutionstheorie' eine entscheidende Schwäche enthielt", erzählte mir Watson. „Sobald er an das Auge eines Wirbeltieres dachte, lief es ihm kalt den Rücken hinunter."

Ein richtig benutzbares Auge konnte sich nicht allmählich *entwickelt* haben. Entweder das Auge funktioniert oder eben nicht. Ohne Auge hätte das Tier nicht überlebt. Das Auge muss vollkommen fertig auf einmal in der Evolution aufgetaucht sein. Sonst würden Sie diese Zeilen nicht lesen, nicht einmal mit Brille.

In Bill Brysons Buch *Eine kurze Geschichte von fast allem* las ich, dass die Fossilien vor dem Kambrium keine Merkmale für Sehfähigkeit aufweisen. Ja, für wenig Leben überhaupt. Dann tauchen plötzlich Trilobiten auf mit komplexen Nervensystemen, mit Gliedmaßen, mit Kiemen und einem irgendwie gearteten Gehirn mit den seltsamsten Augen, die man je gesehen hat.

Als hätte der Zauberexpress aus der Galaxis all diese Geschöpfe plötzlich abgeliefert.

Watson hatte gesagt: „Wir stehen vor einem offenbar geplanten, plötzlich aufgetretenen Evolutionssprung. Als Wissenschaftler fällt es mir schwer, das zu akzeptieren, doch wenn wir einen Plan erkennen, dann muss es selbstverständlich auch einen Planer geben! Einen ‚Gott', wenn Sie so wollen."

Was sagt uns das alles?

Als Erstes gilt es, Demut zu üben, solange wir so wenig über den Ort wissen, wo wir leben. Wie wenig wissen und erinnern wir, wie es ist, mit der Natur in Einklang und Harmonie zu sein.

All das ist ja richtig, aber was für ein wunderbarer, fröhlicher, schöpferischer, hilfsbereiter, durchdachter Ort das Universum doch ist!

Das Leben *ist* einfach, ohne irgendwelche Hilfe!

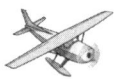 # Flug Nr. 106:
Flugplan, Cockpit-Check
und Flugbericht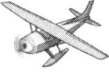

Kunstflug

1. Halten Sie Ihr Logbuch und Ihren Lieblingsstift bereit.

2. Vergewissern Sie sich, dass Sie entspannt sind und sich wohlfühlen. Legen Sie in Gedanken den Sicherheitsgurt an.

3. Kopfhörer über die Ohren, damit Sie die Sphärenmusik hören oder die Anordnungen des höheren Selbst.

4. Nehmen Sie sofort den Stift zur Hand und schreiben Sie ohne Zögern das Datum und die genaue Uhrzeit auf.

5. Wir sind doch schon einigermaßen an den Zustand des Nicht-Wissens gewöhnt und sollten uns jetzt auch schon darin wohlfühlen. Überdenken Sie Ihren diesbezüglichen Fortschritt und beschreiben Sie ihn.

6. Auf diesem Flug brauchen wir einen „Fluglehrer" – Ihre Absicht –, dann lernen wir, Verwirrungen anzugehen und daran zu wachsen. Es ist an der Zeit, alle beengenden Ängste endlich aufzugeben. Wir machen jetzt Sturzflüge und Steilflüge und sausen kreuz und quer über den Himmel. Wir lachen, wie die Erde sich dreht und zum Himmel wird, wobei die Wolken der alten Sicherheitsvorstellungen sich

auflösen wie ein Herbstnebel. Machen Sie mit beim fröhlichen Loslassen. Spielen Sie mit dem Gedanken, das zu tun, wozu Ihnen immer der Mut gefehlt hat: bis vier Uhr morgens tanzen, barfuß über eine Wiese mit Raureif laufen, drei Stunden lang pausenlos meditieren; entdecken Sie, wie und wie oft Ihr vernünftiger Verstand gegen Ihre Intuition kämpft und Verwirrung stiftet.

7. Wenn Sie genau jetzt tun könnten, was immer Sie wollen, was wäre das?

   ....

8. Verbringen Sie einen Tag mit kranken Menschen. Der Weg zur Freude führt über den Dienst an anderen. Schreiben Sie eine Liste ...

   ....

„Kunstflüge" beschäftigen uns in unserem Leben hauptsächlich. Wir verrenken und verbiegen unsere Körper, das Denken und die Gefühle, um anderen zu gefallen. So bleiben wir in der Angst, anders zu sein als die anderen. Wir übernehmen auch die politisch geschürte Angst vor den Nachbarn, besonders vor solchen, die anders aussehen, und die Angst vor allen, die sich nicht einordnen wollen in die Herde von 40 Millionen blöder Schafe!

20. Der tibetische Lama

Nicht zufällig (habe ich dieses Wort schon einmal gesagt?) befand ich mich eines Tages in Lhasa, der Hauptstadt von Tibet. Ich wollte immer schon dorthin, da können Sie sicher sein; aber es stellte sich nur die Frage, wie.

Es ergab sich, dass meine Freunde und der bereits erwähnte Mönch von Hongkong aus die Reise antraten und mich einluden, mich ihnen anzuschließen.

Ich wusste allerdings nicht, dass Professor Geoffrey Hopkins, ein Übersetzer des Dalai Lama, ebenfalls zum Geburtstag des Buddha dorthin kam – war es doch das erste Mal in fünfzig Jahren, dass die Einheimischen dieses Fest feiern durften. Was für ein Glück für mich! Er sprach perfekt Tibetisch und wusste genau, wie man sich in dieser Kultur bewegen musste.

Und es ergab sich, dass sein Partner Magenprobleme hatte. Obwohl Geoffrey meiner Arbeit erst skeptisch gegenüberstand, änderte er seine Ansicht völlig, als das Problem nach zwei Sitzungen mit mir verschwand.

Es kam noch eine Gruppe europäischer Mönche und Mönchinnen, Entschuldigung: Nonnen natürlich, dazu. Sie interessierten sich sehr für Heilung.

Wir vertieften uns in wunderbare Diskussionen, ob meine Arbeit zum buddhistischen Weg passt oder nicht (– sie passt).

Die Bekanntschaft mit Geoffrey öffnete mir buchstäblich Türen. Am erstaunlichsten war der Besuch der persönlichen Gemächer des Dalai Lama im Potala-Palast.

Einen Moment, *uno momento*! Hier muss ich unbedingt darauf hinzuweisen, dass ich diese Geschichten erzähle, um Folgendes zu betonen:

1. Es ist nicht nötig, ein wandernder Vagabund zu werden, um so viel Spaß und Freiheit für sich zu gewinnen.

2. Es ist nicht nötig, Ihren Partner, Ihre Partnerin, Ihre Familie, den Hund, die Kanarienvögel oder was auch immer zu verlassen, denn Sie sind schon gut vorbereitet. Lesen Sie einfach mein Buch weiter oder ein anderes, das Ihnen in die Finger kommt. Jede Situation, wirklich jede, kann als Chance zum Lernen ergriffen werden.

3. Vielleicht müssen Sie aufgeben, die Nachrichten im Fernsehen zu schauen. Tut mir leid!

Die nächsten Ereignisse wälzten mein Leben auf eine Art und Weise um, wie es weder vorher noch nachher abgeschätzt werden konnte. Ich glaube, es könnte dasselbe für *Ihr* Leben tun.

Von Geoffrey erfuhr ich, dass Gen Thabka La, der Abt des Sera-Klosters, einen Schlaganfall erlitten hatte.

Er hatte es mit chinesischen und tibetischen Ärzten und westlichen Krankenhäusern probiert – ohne Erfolg.

Er konnte seine Arme nicht mehr heben; das war besonders schlimm, weil er sich als alter Mann, der auf den Tod zuging, seit vielen Jahren auf diesen Übergang vorbereitet hatte. Körperbewegungen sollten dabei helfen und bestimmte Armbewegungen, die er dabei ausführen wollte, hielt er für wesentlich.

Zu meiner Überraschung, die mich zugleich in Demut sinken ließ, ließ er mich zu sich kommen. Können Sie sich das vorstellen: Da war ich also, nicht nur in der Gegenwart eines solchen Mannes, sondern sogar willkommen geheißen in seinen Privatgemächern?

Geoffrey verließ Tibet kurz darauf und schrieb mir einen Zettel mit den Übersetzungen aller Sätze, die ich unter Umständen brauchen würde. Den verwendeten wir in den ersten vier Sitzungen. Dann tauchte ein französischer Student auf und diese Schwierigkeit war behoben.

Mir blieb aber die Frage, wie ich als Teil meiner Behandlung seinen Kopf berühren sollte, denn in den meisten asiatischen Kulturen gilt es als äußerst unhöflich, jemand am Kopf zu berühren. In diesem Fall blieb mir nichts anderes übrig und er fügte sich bereitwillig. Das war eine Freude! Er war wie ein kleiner Junge unterm Weihnachtsbaum, wenn Sie gestatten, dass ich die Traditionen einfach durcheinanderwerfe.

Er begrüßte mich jedesmal mit breitem Lächeln und bot mir immer etwas zum Betrachten an, mal einen *thanka*, das ist eine Ikone auf Stoff, oder mal eine Statue, die wahrscheinlich schon von der Arche Noah stammte oder noch älter war.

Wir lächelten und nickten einander zu und warteten auf Anzeichen einer Veränderung. Sie kam mit der sechsten Sitzung.

Ich kam und der französische Student empfing mich an der Tür. Er ließ mich wissen, dass Gen Thabka La mich an diesem Tag nicht in Anspruch nehmen würde. Ich wollte schon wieder umkehren, als er mich durch die Brokatvorhänge erblickte und hereinwinkte.

Mit vorsichtigen Bewegungen zeigte er mir, dass er die Hände wieder über seinen Kopf heben konnte. Wenn ich mich recht erinnere, gibt es im Tibetischen kein Wort für „Danke"; es wird angenommen, dass Ihnen als Helfender immer schon gedankt ist.

Seine Bewegungen rührten mich so sehr, dass mir Tränen in die Augen stiegen. Und ihm, glaube ich, auch. Er fasste mich am Hinterkopf und drückte unsere Stirnen zusammen. Die höchste Form des Segens.

Der Dolmetscher übersetzte mir seine Worte: „Wir wissen es nicht."

Ich hörte zwar, was er sagte, doch ich brauchte fast ein Jahr, um die unglaubliche Bedeutung seines Geschenks zu erfassen.

Er hatte als Abt Tibets größtes Lehrkloster geleitet; die meiste Zeit seines Lebens hatte er unterrichtet, sich mit dem buddhistischen Weg auseinandergesetzt und ihn gelebt. Ich konnte mir nur vorstellen, dass ihm alles plötzlich ganz klar geworden war.

Er hatte mir die Kraft gegeben, in aller Gewissheit und Zuversicht zu sagen: „Wir wissen (es) nicht."

21. Die Freude, Ja zu sagen

Wenn es stimmt, dass Jasagen Freude macht, dann gibt es nur einen Weg, wie Sie Ihr Leben auf Glück, Gesundheit und einen höheren Sinn ausrichten: Entspannen Sie sich und lassen Sie Ihre Schritte von der Natur selbst lenken.

Wenn wir sowieso nicht wissen, was am Ende aus einer Entscheidung hervorgeht, wie können wir dann selbst auf unsere beglückende Mitte zusteuern?

Wenn wir keinen Weg zur richtigen Antwort finden, stecken wir dann nicht ratlos in einem riesigen Sumpf? Tja, die Antwort lautet jedenfalls … Ja.

Aber zum Glück gibt es Wege um den Sumpf herum.

Und wir müssen auf der verkehrten Seite anfangen. Um „Ja" zu wissen, müssen wir erst das „Nein" kennen und auch einige „Vielleichts". Außerdem gibt es noch das hinterlistige „Ja, aber …", das sich als „Ja" verkleidet, aber in Wirklichkeit meint: „Ich bin überhaupt nicht Ihrer Meinung, ich höre nicht einmal zu, was Sie sagen. Ich warte nur ‚höflich' auf eine Gelegenheit, Ihnen ins Wort zu fallen und Ihre falschen Vorstellungen zurechtzurücken!"

Fangen wir an mit den offensichtlichen „Neins".

Eigentlich ist es eine gute Idee, jetzt eine Liste zu machen mit den „Neins", die Ihnen gerade einfallen.

Hier sind ein paar, die *mir* in den Sinn kommen:

- Nein zu Drogen aller Art
- Nein zu Alkoholmissbrauch

- Nein zu körperlichem Missbrauch jeglicher Art
- Nein zu sexueller Aggression
- Nein zum Rauchen

Es gibt noch mehr, lassen Sie in Ihrem Logbuch eine Seite frei, um weitere zu ergänzen, wenn sie Ihnen einfallen.

Die genannten „Neins" sind so eindeutig wie 2 + 2 = 4, und sie gelten für alle Menschen, ob sie nun auf dem Planeten Erde leben oder sich in fernen Galaxien herumtreiben.

Dann gibt es „Neins", die in einigen Kulturen gelten, in anderen nicht; zu diesen „Vielleichts" fällt mir ein Beispiel aus Malaysia ein: Dort ist es völlig legal, bis zu vier Ehefrauen zu haben. In anderen Ländern ist das höchst ungesetzlich.

Es gibt auch die Kehrseite: Im Hochland von Nepal unterhielt ich mich mit einer jungen Frau, die zwei Ehemänner hatte – einer war Sherpa und Bergführer, der andere ein Geschäftsmann in der Stadt. Auseinandersetzungen gab es nur darüber, wie viel Zeit sie mit jedem verbringen sollte.

Ich habe gelesen, dass auf manchen Inseln im Pazifik junge Frauen erst ein Kind auf die Welt bringen mussten, bevor sie als Ehefrau in Frage kamen.

Der höfliche Gruß bei den Maori besteht in einer leichten Berührung der Nasen. Probieren Sie das in England und Sie werden womöglich von einer Faust statt von einer Nase begrüßt.

Es gibt so viele Gepflogenheiten, die meisten sind belanglos und dummes Zeug, aber sie haben sich überall auf der Welt aus unterschiedlichen Gründen als Tradition festgesetzt. Das ist an sich nicht schädlich, sondern soll das Zusammenleben erträglicher gestalten. Natürlich gehen damit unendlich viele Ge- und Verbote einher, also „Tu's" und „Tu's-nicht", an die Erwachsene sich halten sollen. Viele zeigen sich auch im Gewand von Aussagen über persönliche Rechte.

Weiter gibt es noch solche, die nur unterschwellig da sind, aber nicht deutlich ausgesprochen werden. Die meisten Menschen stimmen ihnen mehr oder weniger zu. Gruppen haben stillschweigende Übereinkünfte. Wir verweisen auf Moral und Sitten, um uns selbst darin zu bestärken, dass sie respektiert und befolgt werden müssen. Damit wird auch die „nichtdenkende" Bevölkerung in Schach gehalten. Die träge Masse. Im Schlaf. Im Koma.

Viele dieser künstlichen Regeln sind für zurechnungsfähige Menschen völliger Unsinn.

Stellen Sie sich vor, was in meinem Heimatdorf als unerhört galt. Für die Bekannten meiner Mutter war es ein Skandal, wenn sie die Wäsche nicht bis zehn Uhr morgens gewaschen und aufgehängt hatte. Noch schlimmer war, wenn sie es wagte, an einem anderen Tag als am Montag zu waschen – das war der Waschtag!

Wer auf dem Höhepunkt des Kalten Krieges einen Tee mit Zitrone trank (er hieß russischer Tee), setzte sich der Gefahr aus, als Kommunist verdächtigt zu werden. Und so weiter.

Der Punkt ist folgender:

Abgesehen von den allgemeingültigen großen „Neinneins" zerstört das Neinsagen Kreativität, Spaß, Genuss, persönliche Befriedigung – und nicht zu vergessen: Es würgt Gespräche ab mit der „Ja, aber…"-Blockadetaktik.

Aber Ja zu sagen öffnet die Tür für Möglichkeiten aller Art.

Wenn wir unsere eigene Tulip finden wollen, müssen wir in unserem engen Denken Raum schaffen für etwas Neues. Unbekanntes, Unbewiesenes. Ereignisse, die geschehen wollen. Erst hinterher können wir sinnvollerweise zurückschauen und feststellen, dass es so schlimm ja gar nicht war.

Statt Depression und Verwirrung wird das Leben Gnade, ein Geschenk. All die eingebildeten Leiden lösen sich in Luft auf; sie fliegen aus dem Fenster wie Peter Pan bei einem nächtlichen Ausflug.

Sie meinen, das sei leicht? Natürlich ist es nicht leicht. Fragen Sie ein Vogeljunges, wie es sich anfühlt, zum ersten Alleinflug vom Nestrand zu springen. Einmal geschafft, haben Sie schon nach wenigen Wochen so viele Bonusmeilen gesammelt für Ihren Flug von Freiburg oder Friesland nach Freetown oder Fremantle.

Das Gespräch verläuft vielleicht so:

Mama Vogel: „Ich habe dir alle Würmer gefüttert, die du nur fressen kannst. Jetzt ist Schluss damit und es ist an der Zeit, dass du für dich selbst sorgst. Flieg los!"

Banger Piepmatz, der ängstlich über den Nestrand lugt: „Warum musstet ihr das Ding aber auch so hoch über der Erde bauen? Ich bring mich ja um, wenn ich mich in diesen Raum stürze."

Papa Vogel: „Willst du, dass die Nachbarn denken, ich hätte der Schwalbensippe einen zaudernden Hasenfuß beschert? Oh Schande!Spring jetzt, oder ich reiß dir die Schwanzfedern wie mit einer Adlerkralle heraus!"

Der Piepmatz springt.

In wenigen Augenblicken ist das Wunder vollbracht. Schon in der nächsten Stunde durchkreuzt der Piepmatz jauchzend den ganzen Himmel: „Kommt schon, ihr alten Käuze, nicht so lahm. Ich wollte immer schon mal Bangkok bei Nacht sehen! ..."

Bangkok muss ja nicht gerade jedermanns Wunschtraum sein. Vielleicht suchen wir einen besseren Job, einen größeren Freundeskreis, bessere Beziehungen oder endlich Freiheit von Geldsorgen ...

Alles beginnt mit dem großen JA.

Sowohl im Kleinen wie im ganz Großen begegnet es uns ständig. Der Trick, den wir lernen müssen, besteht darin, im Alltag ganz selbstverständlich damit umzugehen. Das Ja zu fördern, damit es wie ein Schatten zu Ihnen gehört.

Wie sagt man so schön bei uns: Es gibt viele Arten, einen Pfirsich zu schälen; keine ist absolut richtig, keine völlig falsch. (Auf Deutsch passt vielleicht besser: Alle Wege führen nach Rom.) Das Ja als eine Art Intuition zu betrachten, ist ein guter Anfang. Aus irgendeinem Grund sollen 50 Prozent von uns, die „Yins", eine natürliche Fähigkeit haben, die „weibliche Intuition" heißt; und die anderen 50 Prozent, die „Yangs", die männliche Bevölkerung, sind für ihr unschlagbares Gehirn bekannt!

Doch wie lautet die Regel?

Was für *einen* Menschen funktioniert, muss für *alle* möglich sein.

Wir müssen also unseren ganzen Mut zusammennehmen und auf unsere Gefühle hören. Was fühlt sich gut für mich an? Wovon träume ich insgeheim? Welche Grenzen habe ich für mich gezogen und warum? Woher weiß ich, dass es mir besser geht, wenn ich diese Einschränkungen loslasse?

Richard Bach[5] gibt uns einen guten Hinweis in seinem Buch *Illusionen*:

> „Sei einfach, der du bist, gelassen, klar und strahlend. Wenn wir unser Licht leuchten lassen, indem wir uns jede Minute fragen, ob wir etwas auch wirklich tun wollen, und es nur tun, wenn die Antwort Ja lautet, dann wird das automatisch diejenigen von uns ablenken, die nichts von unserem Wesen lernen können, und diejenigen anziehen, die etwas von uns lernen können und von denen auch wir etwas zu lernen haben."

Wenn wir erst einmal mit all dem vertraut sind, dann können wir der Tatsache ins Gesicht sehen, dass jedes Ja auch ein verwirrendes Nein in sich birgt. Wir können niemals über unsere Überzeugungen hinausgehen (die großen Neins), doch allzu oft richten wir uns in einem Sumpf leerer Absichten ein und sehen unbeteiligt zu, wie die Sonne in öder Landschaft untergeht.

Nun aber zurück zu den Geschichten.

Und ich habe noch ein paar richtig gute auf Lager! Etwas später reden wir darüber, wie ich dazu kam, nach dem Reaktorunglück in Tschernobyl verstrahlte Lebensmittel zu essen. Zuerst gehen wir noch einmal zurück nach Sydney. In meiner Praxis arbeitete ich mit allen möglichen Patienten; einige kamen vom *St. George Hospital* für Krebspatienten.

Drei Jahre lang lief die Praxis richtig gut, doch dann beschloss ich – ohne ersichtlichen Grund –, dass es Zeit war weiterzuziehen.

Ohne feste Absicht packte ich ein paar Sachen ins Auto, befestigte mein Fahrrad am Heck und fuhr los in Richtung Norden, der Wärme entgegen – und einem unbeschwerten Leben im tropischen Queensland. Das war das erste Ja.

Nicht zufällig waren meine wunderbaren Freunde Jean-Claude und Arianne gerade in Townsville. Damals konnte ich noch nicht wissen, dass Jean-Claude zwanzig Jahre später den Bestseller *Going Deeper* schreiben würde.

Als die beiden nach Hongkong weiterreisten, fuhr ich weiter nach Norden bis Port Douglas und nahm mir Zeit für meine Leidenschaft, täglich unzählige Kilometer Rad zu fahren. Ich schlief in einem Zelt auf einem einfachen Campingplatz und ging wenn möglich den Moskitos, Schlangen und Krokodilen aus dem Weg.

Sie können sich das ausmalen? Tropische Früchte, keine Sorgen auf der Welt, schwüle Tage zum Herumliegen, Lesen und Schreiben und zum Radeln, vielleicht spät am Abend in die Kühle der Nacht. Schön wär's! Was für ein Glück!

Nach nur wenigen Abenden fing mich der Geschäftsführer des Campingplatzes ab, als ich von einer herrlichen Radtour zurückkam, und rief: „Sind Sie Clif Sanderson?"

„Ja", sagte ich überrascht, denn eigentlich wussten nur zwei Personen auf der Welt, wo ich gerade war – Jean-Claude und Arianne, und die waren in Hongkong.

„Sie sollen dringend in Hongkong anrufen", wurde mir gesagt.

Was wollten sie bloß von mir?

Jean-Claude war am Apparat: „Das Universum gönnt dir anscheinend keinen Urlaub", sagte er amüsiert. Dann wurde er ernst: „Erinnerst du dich an die Visitenkarte, die du mir gegeben hast, als ich erwähnte, dass wir nach Hongkong gehen?"

Natürlich erinnerte ich mich. Ich war dieser Dame nur einmal begegnet; das war zwei Jahre zuvor bei einem Heilerkongress auf den Philippinen. Ich hatte keine Ahnung, warum ich ihre Karte behalten hatte, geschweige denn, warum ich sie bei mir trug.

„Ich habe sie angerufen. Ihre Mutter ist schwer krank und bittet dich, zu kommen."

„Jetzt?"

„Jetzt!"

Da stand ich schweißtriefend in meiner Radlerhose, nach meiner Fahrt in der feuchten Hitze, mein Fahrrad an mein Bein gelehnt, und das Zirpen der Zikaden verschluckte fast meine Worte; was sollte ich sagen?

Ohne auch nur einmal Luft zu holen, sagte ich JA.

Habe ich eigentlich schon erzählt, dass ich leidenschaftlich gern reise? Schon als Kind konnte ich stundenlang über einer Landkarte sitzen und sie „lesen". Das war ein köstlicher Vorgeschmack und eine Vorfreude auf neue Herausforderungen, neue Erfahrungen und auf neue Menschen mit neuen Ideen. Dabei konnte ich mir aber nicht vorstellen, dass ich selbst den Zigeunerkarawanen folgen könnte.

Zwei Tage später kam das Flugticket. Drei Tage später kam ich in Hongkong an, immer noch in Shorts und Sandalen.

Da erfüllte sich mehr als ein Traum. Ich konnte sowohl meine Fähigkeit anwenden und einem leidenden Menschen helfen, als auch auf „unglaubliche" Weise den Schlüssel für einen Großteil meiner weiteren Arbeit in Empfang nehmen.

Ist das hier ganz klar? Das Ja kam nicht aus heiterem Himmel. Schließlich wurde nicht urplötzlich erwartet, dass ich Architekt oder Steuerberater werde. Es war einfach eine Erweiterung des Weges, auf dem ich schon unterwegs war. Schon lange war es meine Absicht gewesen, etwas für andere zu tun, und hier war der Beweis, dass das Universum sich erkenntlich zeigt für das Gute, das wir tun.

Die Tatsache, dass ich überglücklich war über die Ereignisse, ist wahrscheinlich der Grund dafür, dass meine Anwesenheit Miriam erstaunlich kraftvoll beeinflusste. Innerhalb weniger Tage war sie wieder zurück an ihrem Arbeitsplatz in der gut gehenden Produktionsfirma, die sie mit ihrem Mann leitete.

Ich kann Ihnen nicht einmal sagen, wie ihre Krankengeschichte weiterging. Denn kurz nach meiner Arbeit mit ihr lud mich ein neuer Freund nach Norwegen ein, um dort diese zauberhafte Arbeit zu machen. Doch ich bekam mit, dass Miriam erheblich länger lebte, als man erwartet hatte.

Solche Geschichten zeigen Ihnen, dass ich ein begeisterter Verfechter der Ja-Therapie bin und sie nachdrücklich empfehle.

Die lässt Sie nie im Stich.

Der Kern der Sache ist: *Glauben* Sie nicht einfach daran, *vertrauen* Sie ihr nicht, lernen Sie sie *kennen*.

Erinnern Sie sich und denken Sie immer daran: Wenn sie bei irgendjemand funktioniert, dann funktioniert sie auch bei Ihnen.

22. Der Moskauer Chirurg

Im norwegischen Stavanger war Birgit, eine Lehrerin, seit fast einem Jahr zu krank gewesen, um das Haus zu verlassen. Nach einigen DFR-Sitzungen ging sie innerhalb von einer Woche auf Stellensuche. Ich weiß, sie lebte über ein Jahr länger, als man erwartet hatte. Dieser Erfolg war wohl so eindrucksvoll, dass ich drei Jahre lang jeden Sommer eingeladen wurde, in Praxen und Kliniken zu arbeiten und Privatsitzungen zu geben.

Bei einem solchen Aufenthalt rief mich Tanya aus Pittsburgh an, eine Freundin aus Amerika – ich hatte seit vier Jahren nichts mehr von ihr gehört. Sie lud mich nach Moskau ein, wo sie bald mit ihrem Mann ein Jahr lang Englisch unterrichten wollte.

Das berühmte Ja ging blitzschnell durch alle meine Sinne und war auch schon auf der Zunge. Diesmal war es noch leichter, Ja zu sagen, weil mir sofort auffiel, dass Moskau ein Zwischenstopp ist auf dem Weg nach Sydney, wo ich damit an der Hochzeit meines Sohnes teilnehmen konnte. Ach, war das nicht eine wunderbare Synchronizität!

Als wir uns am Flughafen Moskau-Scheremetjewo trafen, sagte sie nur: „Willkommen im Paris der 90er-Jahre!"

Ich hatte kaum Zeit, meine Koffer unter dem Bett zu verstauen, da bat sie mich schon, mein bestes Hemd auszupacken. Das russische Gesundheitsministerium hielt gerade eine Konferenz ab über integrative Medizin. Die Organisatoren hatten erfahren, dass ich komme, und ich war am nächsten Tag für einen zweistündigen Vortrag vorgesehen.

Die Präsentation am nächsten Tag lief meiner Meinung nach gut. Ich fühlte mich wohl, hörte der russischen Übersetzerin zu und war bereit, Fragen zu beantworten.

Da stand ein kleiner älterer Herr auf, offensichtlich mit anerkannter Autorität, und stellte keine Frage, sondern verkündete laut und energisch: „Davon habe ich nie gehört, das kann ich kaum glauben …" Ein Raunen im Publikum, Unruhe breitete sich aus. Schwerter wurden gezogen und Säbel gewetzt. Skeptisches Gekicher wogte durch den Saal.

Ich dachte: „Nun denn, zurück in den Urlaub."

„Aber wenn Sie in mein Krankenhaus mitkommen, könnten wir es überprüfen", fuhr der Zwischenrufer fort.

Ich wusste ja nicht, dass Professor Jewgeni Stranadko der führende Krebschirurg in der früheren Sowjetunion war. Er war der Leiter des Russischen Onkologischen Krankenhauses in Moskau.

Am folgenden Mittwoch wurde ich in aller Frühe in einen Hörsaal voller Ärzte und Krankenschwestern geführt.

Nach einer netten Vorstellung bat man mich, meine Arbeit auf eine Art und Weise vorzustellen, die ich für höchst gefährlich halte.

Über den ganzen Tag wurden die Patienten einer nach dem anderen hereingebracht und ich sollte eine Blitzdiagnose ihres Zustandes geben. Den Ärzten waren die Krankengeschichten und der Gesundheitszustand bekannt.

Es ging gleich gut los, als der erste Patient in einem Rollstuhl hereingeschoben wurde. Ich „scannte" seinen Körper und sagte, da fehle etwas in der Umgebung des unteren Teils des Magens. Das klang vielleicht etwas vage, doch ich hatte absichtlich keine physiologischen Feinheiten gelernt und ich halte meine Annahmen mehr oder weniger allgemein.

Ein Erstaunen huschte durch die Zuhörerschaft, das Geraune nahm zu. Sie wussten, dass dieser Mann frisch operiert war und ihm ein Teil seines entzündeten Darms entfernt worden war.

Stranadko blieb den ganzen Tag bei mir, stellte Fragen, und prüfte mit seinen Kollegen die Genauigkeit meiner Arbeit; am späten Nachmittag stellte er mir eine Frau vor. Ich weigerte mich, mit ihr zu arbeiten.

„Sie müssen uns etwas über den Zustand dieser Frau sagen", beharrte er. Wieder lehnte ich ab. „Ich möchte das lieber nicht tun", erwiderte ich.

„Pazyalista – bitte beschreiben Sie doch den Gesundheitszustand dieser Frau!"

Wie ich es gesehen hatte, war sie völlig gesund und nach einigem Zögern teilte ich das auch mit.

„Das stimmt", lächelte der Professor. Offenbar hatte ich die Prüfung bestanden. Er sagte zu mir: „Ich bin beeindruckt, aber noch nicht überzeugt, können Sie morgen wieder kommen?"

Was ich da gemacht hatte, ist gar nicht so schwierig. Entweder mit einer natürlichen Begabung oder mit etwas Übung kann fast jeder, der das möchte, diese sogenannte medizinische Intuition anwenden. Das ist sehr modern.

Man erkennt den körperlichen Zustand eines anderen Menschen, indem man sein Körperfeld „scannt" und sein Befinden „erspürt". Das erfordert einen offenen Geist, ungestört durch das logische Denken.

Doch die Gefahr lauert im Verstand des Patienten. Was geschieht, wenn ich eine Fehldiagnose stelle? Was geschieht, wenn ich anerkannt werde mit meiner großartigen medizinischen Intuition? Meine Autorität beeindruckt den Verstand des Patienten, und wenn ich ihm sage, ich sehe beispielsweise ein Problem an seinen Nieren, dann brütet der besorgte Verstand darüber und bestätigt die Prophezeiung mit einem körperlichen Symptom.

Das wäre ein klarer Fall von ungeschicktem Verhalten. Deshalb mache ich das nur in Anwesenheit eines Arztes und mit der Zustimmung des Patienten, wenn ich meine Arbeit vorführe. In diesem Fall muss ich zwei Ebenen beachten.

Auf der einen Seite lese ich dann die Gedanken des Arztes, beeindrucke ihn mit meiner Treffsicherheit und bestätigte die Diagnose, auf die man sich längst geeinigt hat. Auf der anderen Ebene, das ist die ethische Seite, gilt: Wenn ich ein *anderes* Bild der Krankheit wahrnehmen kann, dann lasse ich einfach die angemessene Veränderung eintreten.

Als ich am zweiten Morgen ankam, warteten vor dem Krankenhaus über zweihundert Menschen. Mein Kommen hatte sich über das Telefonnetz wie durch ein Lauffeuer verbreitet. Leider konnten wir erst viel später Raum und Zeit finden, uns ihnen zu widmen.

Die Untersuchung begann mit einem Ereignis, das die Skeptiker endgültig überzeugte. Der Mann, dessen Darm teilweise entfernt worden war, *kam* in den Hörsaal gelaufen. Das war beeindruckend.

Er teilte uns mit: „Ich bin selbst hierher gefahren, aber ich brauche noch einmal die gleiche Energie wie gestern, um wieder nach Hause zu kommen.“

Beflügelt durch eine solche Unterstützung konnte ich an diesem zweiten Tag meine eigenen Ansichten ausbreiten. Gegen Abend hatte Stranadko begriffen, dass diese Methode erlernt und gelehrt werden kann, und sah darin eine mögliche Hilfe für die Patienten. So sagte er zu mir: „Jetzt bin ich überzeugt; Sie müssen mich und alle meine Ärzte unterrichten.“

Und jetzt etwas eher Amüsantes: Wie konnte das für mich so gut funktionieren, wo doch das Denken all dieser Ärzte und aller Patienten nicht auf Englisch, sondern auf Russisch vonstatten ging? Spannend. Im Feld der Kreativität ist das universelle Wissen überall und zu jeder Zeit verfügbar. Es braucht keine Hilfsmittel, weder eine CD-ROM, noch ein Übersetzungsprogramm.

Was ich ganz schnell lernte, war, das Wort *pectopah* auf Russisch zu sagen. Zur Übung entzifferte ich das Wort *pectopah* überall – ich sah es auf Schildern und in Hotelfoyers. Stellen Sie sich nur meine Freude vor, als ich durch einen komischen Zufall entdeckte, dass die kyrillischen Buchstaben in *pectopah* die gleiche Form haben wie lateinische Buchstaben. Doch das p wird wie r ausgesprochen, das c wie s und das ganze Wort wie *restauran(t)*. Eine wichtige Information!

Das war eine Zeit! Einige Konferenzteilnehmern verabredeten sich am Sonntag im Wald des Sokolniki-Parks. Wir wollten überlegen, was wir gemeinsam tun könnten, um das Ansehen der integrativen Medizin zu fördern. Es kamen drei russische Ärzte, zwei Krankenschwestern, ein amerikanischer Arzt und seine Frau, eine Krankenschwester.

Am Ende unseres Treffens – wir waren schon im Aufbruch begriffen – fielen uns zwei Frauen in der Nähe auf; die eine befand sich offensichtlich in einer Notsituation. Bei genauerem Hinschauen und nach Einschätzung der Ärzte war dies ein Fall von Herzversagen. Doch keiner hatte medizinisches Gerät dabei. So konnte keiner helfen, sondern alle nur die Verschlimmerung des Problems beobachten. Einer nickte mir zu, ich stellte ich mich hinter die Frau und legte meine Hände auf ihre Schultern. Zu diesem Zeitpunkt hatte sie schon aufgehört zu atmen und ihr Herz schlug nicht mehr. Doch im nächsten Augenblick schnappte sie nach Luft, ihr Herz setzte wieder ein und bis wir uns aufmachten, zurück zur Straße zu gehen, saß sie fröhlich plaudernd mit ihrer Freundin auf der Parkbank.

Passiert das vielen Menschen ganz spontan? Ich weiß es nicht. Die Geschichte war ausgefallen genug, dass die Zeitungen darüber berichteten. Es kam zu Fernsehauftritten und zu Einladungen, mit fast allen medizinischen Universitäten und Kliniken in Moskau zusammenzuarbeiten.

Einmal leitete ich in einer Klinik eine Meditationsgruppe, an der auch mein Fahrer, ein junger russischer Freund von Tanya, teilnahm. Auf unseren Fahrten zwischen den Terminen führten wir oft lange Diskussionen. Er erwies sich als unbeugsamer „Ungläubiger".

Am Abend gegen Ende unserer Veranstaltung stellte er sich hinter eine Frau und fuchtelte mit seinen Armen in alle Richtungen gleichzeitig. Er machte sich über alles lustig. Und riss Witze darüber, was für ein großer Heiler er sei. Wir grinsten von einem zum andern.

Als wir am nächsten Morgen in die Klinik kamen, kam diese Frau auf Kostya zugerannt und packte ihn am Ärmel. Höchst aufgeregt verlangte sie eine weitere Heilsitzung von ihm.

Etwas verlegen und ratlos wich er zurück, doch sie bestand darauf: „Nach dieser Sitzung im Krankenhaus gestern Abend verschwand die Narbe in meinem Gesicht!" Alle konnten sich vergewissern, dass das, was eine deutlich sichtbare Narbe gewesen war, nicht mehr zu sehen war.

So können wir das nicht stehen lassen. Das führt zu einer Diskussion, ob „Wunder" möglich sind.

Deshalb müssen wir Moskau für ein Weilchen verlassen, wir kommen aber bald zurück.

23. Was möglich ist und was nicht

Was ist ein „Wunder"?

Im Grunde läuft es darauf hinaus: *Kann* es geschehen oder *ist* es geschehen?

Wenn wir jetzt sagen: „Es ist möglich", dann lautet die richtige Antwort eigentlich: „*Alles* kann geschehen"; denn unser Verstand ist der absolut kreativste Computer, den man sich nur vorstellen kann – Bill Gates, Sie können sich jetzt grün und blau ärgern! Vielleicht gibt es Leben auf dem Mars! Vielleicht steigen eines Tages grüne Männchen von den Plejaden aus ihren fliegenden Untertassen und statten uns einen Freundschaftsbesuch ab!

Es *kann* geschehen – wir können nichts abstreiten, was wir nicht widerlegen können. Doch *ist* es schon geschehen?

Bei der Frau, die ihre Narbe verlor, konnten alle Freunde die Veränderung sehen. Aber wir können nicht wissen, *wie* das gegangen ist.

Und hier verlassen wir die Welt der westlichen Wissenschaft.

Das Gesetz der Wissenschaft verlangt, dass ein Ereignis wiederholbar ist.

Doch es ist offensichtlich unmöglich, ein Zimmer voll mit Menschen aufzutreiben, die alle Narben haben, und dann auch noch zu erwarten, dass alle Narben auf ein Zeichen eines Zauberstabs hin einfach verschwinden.

Da spielen viel zu viele Faktoren eine Rolle.

Edgar Cayce war ein weltberühmtes Medium. Viele Bücher sind geschrieben worden über seine erstaunlichen Diagnosen, wenn er in Trance war. In der Rundfunksendung *Ripley's Believe it or not* [auf Dt. etwa: „Ripleys Glaub' es oder glaub' es nicht"] wurde regelmäßig über ihn berichtet und die sichtbaren und erfahrbaren Ergebnisse seiner Arbeit vorgestellt.

Ich erinnere mich an einen seiner Erfolge. Cayce hatte den Eltern eines todkranken Kindes eine Verordnung gegeben, die – darauf bestand er – ein ganz bestimmter Apotheker in einer ganz bestimmten Apotheke in Ohio zubereiten musste. Der frustrierte Apotheker konnte allerdings zwei der Zutaten nicht finden. Als die Eltern sich wieder an Cayce wandten, ging er in seine übliche Trance und beschrieb genauer, wo die fehlenden Zutaten zu finden waren: auf einem oberen Regalbrett in dieser Apotheke. Wieder zurück in der Apotheke schauten sie genauer nach. Das oberste Regalbrett war viele Jahre vorher bei einer Renovierung hinter einer Vertäfelung verschwunden. Mit der Erlaubnis des Inhabers brachen sie die Abhängung auf. Zwischen uralten Flaschen und dem Staub von fast einem Jahrhundert war das, was sie gesucht hatten, und das Leben dieses Kindes wurde gerettet.

Das ist also tatsächlich geschehen.

Lassen Sie uns zum „Titelsong" unseres Buches zurückkommen – der Refrain geht so:

Wenn etwas beobachtet wurde und damit schon mindestens einmal geschehen ist – irgendwo, irgendwann, irgendwem oder an irgendeinem Ort –, dann kann es wieder geschehen.

Hier ist Vorsicht geboten: Ist es wirklich geschehen oder war es nur Einbildung? Gab es einen konkreten Beweis oder hat man nur davon gehört? Wir müssen sehr umsichtig sein, bevor wir die gute Nachricht verbreiten!

Manchmal ist das Leben so unglaublich nett und angenehm. Ich habe mich immer wieder gern an diese Geschichte erinnert, von daher können Sie sich vorstellen, wie glücklich ich war, als sich mir die Chance bot, Dr. Jim Windsor zu interviewen. Er leitete 1983 das *Edgar Cayce Institute* in Virginia Beach (USA). Er war ein freundlicher, hilfsbereiter Mann.

In der Eingangshalle des Instituts stand ein riesiges, handkoloriertes Schwarz-Weiß-Foto von Edgar Cayce. Ich wollte es filmen und ließ meine Leute die dafür erforderlichen Strahler aufstellen. Während wir dabei zusahen, erzählte mir Dr. Windsor von einer sehr interessanten Begebenheit aus der Woche zuvor.

Ein Tourist aus Texas hatte dieselbe Fotografie geknipst. Auf dem entwickelten Film war Cayce mit geschlossenen Augen zu sehen.

Dr. Windsor hatte den Film zu Kodak geschickt, um seine Echtheit prüfen zu lassen.

Sie können sich vorstellen, welche Woge „übersinnlicher" Ausbrüche über die Welt hereingebrochen wäre, wenn die Echtheit bewiesen worden wäre.

Er stand neben mir, als ich meinen Assistenten bat, die Lampen anzuschalten. Das Licht ging an und wir sahen vor unseren erstaunten Augen Edgar Cayce (auf dem Bild) seine Augen schließen.

Wenn wir die Lampen einschalteten, gingen die Augen zu. Licht aus – Augen auf.

Bei genauerem Hinsehen stellten wir fest: Der Kolorist hatte sich große Mühe gegeben, um den richtigen Farbton der Augen zu treffen. Durch die verschiedenen Versuche war das Fotopapier sozusagen poliert worden. Von bestimmten Blickwinkeln aus und unter dem hellen Scheinwerferlicht der

Filmkamera wurde Licht zum Betrachter reflektiert. Das erzeugte die *Illusion* der geschlossenen Augen.

Was für eine Fülle von Fragen wurde damit aufgetischt! Wäre ich nicht genau zu dieser Zeit mit meinen Scheinwerfern dort gewesen, wäre ein wichtiger, folgenreicher Irrtum verbreitet worden. Viele Leute hätten geglaubt, Edgar Cayce habe eine Botschaft von der „anderen Seite" geschickt. Wieso hatte kein anderer in all den 30 oder 40 Jahren diesen Effekt einmal aufgenommen wie dieser Texaner?

Wenn da eine Botschaft von Edgar Cayce enthalten war, dann könnte ich mir nur vorstellen, dass er uns ermahnt, sehr vorsichtig zu sein, wenn wir glauben, überhaupt etwas zu wissen.

Wir müssen äußerst vorsichtig sein, wenn wir überhaupt irgendwelche Aussagen über übersinnliche Ereignisse machen wollen. Wir sollten wirklich vermeiden, Behauptungen aufzustellen und Derartiges zu verbreiten!

Am selben Tag – und das konnte wieder nicht einfach Zufall sein – stattete Gladys Rice Davies dem Zentrum einen ihrer seltenen Besuche ab. Sie war lange Jahre Cayces Stenografin gewesen und gab – inzwischen eine ältere Dame – schon lange keine Interviews mehr. Doch sie bestätigte mir, dass er nie gern „der schlafende Prophet" genannt wurde, wie einige Autoren ihn beharrlich nennen.

All das stellt die unglaublichen Grenzen unserer Vorstellungskraft nicht in Abrede.

Können wir wirklich behaupten, dass wir alle eine Reinkarnation durchlaufen werden, wenn wir das „Hier" verlassen? Gibt es wirklich Engel, Geistführer, Gott, sonnige Montage und ein Leben nach Elvis?

Näher als „Vielleicht" kommen wir nicht heran. Ganz egal, wie verzweifelt wir uns das wünschen, all diese Fragen bleiben zum

Vergnügen der Wachen und zur Verwirrung der Ängstlichen bestehen. Es gibt keine stützenden, konkreten Beweise.

Irgendwo zwischen diesen beiden Polen, der Fantasiewelt des Verstandes und dem logisch wertenden Verstand, liegt oder ereignet sich ein dritter Zustand, der Zustand der Erfahrung.

Wer die Frau mit der Narbe kannte, weiß ohne jeden Zweifel, dass sie nicht mehr da ist. Sie können das Geschehene nicht mehr für unmöglich halten. Sie haben mit eigenen Augen gesehen, dass so etwas geschehen ist. Ein Leugnen oder Abstreiten ist ihnen nicht mehr möglich.

Und wenn das so ist, dann müssen wir zustimmen, dass so ein „Wunder" wahrscheinlich reproduzierbar ist, trotz aller Skepsis und den Einschränkungen durch ein wissenschaftliches Verstehen.

Wenn beispielsweise Dutzende von Kindern, die unter massivem Nasenbluten leiden (als Nebenwirkung davon, dass sie in einem radioaktiv verstrahlten Gebiet leben), durch das Handeln eines „Heilers" Linderung erleben, dann ist es äußerst wahrscheinlich, dass die Methode geeignet ist, dieses Leiden zu lindern.

Was sagt uns das? Ganz einfach: Wenn der kontrollierende Verstand beiseitetritt – wie auch immer das passiert –, dann müssen Wunder geschehen. Es macht keinen Sinn, dieses Buch zu lesen und es dann in die hinterste Ecke des Bücherregals zu stellen. Was für eine Zeitverschwendung, wenn das alles wäre, was Sie tun können: sich den Kopf zerbrechen und grübeln und zweifeln. Gehen Sie (mit Ihrem Verstand) aus dem Weg und *tun* Sie es einfach! Tun Sie es!

24. Mehr als wahr-scheinlich

Wir wollen nun auch klären, wie nützlich das Wissen ist, dass wir nichts wissen.

Mit dieser Erkenntnis legen wir uns eine Grundhaltung zu, aus der heraus wir wiederum auf die Welt einwirken können, frei und unabhängig von der Meinung anderer. Die Geschichten in diesem Kapitel sind Beispiele für die wichtige Kraft, die wir besser kennenlernen wollen. Diese Kraft fließt uns zu, wenn wir uns an das Wahr-scheinliche halten statt an die Einbildung, die uns als wahr *verkauft* worden ist. Die Einbildung ist vielleicht nur möglich und sollte mit Vorsicht behandelt werden. [Anmerkung der Bearbeiterin: Die Etymologie des Wortes „wahrscheinlich" ist hier interessant. Das englische Wort *probable* geht auf das lateinische *probare* = prüfen zurück. Im Deutschen setzt sich das Wort aus „wahr" und „scheinen" zusammen. Diese Bestandteile brauchen wir alle bei der Anwendung in DFR. Im deutschen Sprachgebrauch wird das Wort hauptsächlich für mathematisch berechnete Wahrscheinlichkeiten benutzt.]

Unsere Generation ist mit Glück gesegnet. Wir sind die Ersten, die überall hinreisen können, wenn wir es wollen. Wir können in jede Kultur eintauchen, die uns gefällt, und wir können Wissen sammeln und beurteilen, wie es vorher noch nie möglich war.

Leider hat uns die Wissenschaft in den letzten dreihundert Jahren erfolgreich davon überzeugt, dass wir das Universum in Einzelheiten zerlegen müssten, um es zu verstehen – als ob wir Hühner wären, die unaufhaltsam scharren, alles aufwühlen und nach Schrot picken. Als ob der menschliche Verstand sich letztlich selbst erschaffen könnte, wenn wir nur die richtige Formel dafür finden.

Problematisch daran ist, dass viel zu vieles außerhalb des Verstandes der Wissenschaftler passiert. Mit dem Verstand legen wir uns Scheuklappen an, die wir noch besonders eng stellen, wenn wir uns auf die vorsichtige Skepsis der wissenschaftlichen Methode besinnen.

Glücklicherweise gibt es Menschen, die anerkennen, dass sie nie genau wissen können, was sie gerade tun, und sie haben eine gute Chance, Recht zu behalten. Mit ihrer Arbeit zeigen sie erstaunliche, wunderbare Wahr-scheinlichkeiten!

Lesen Sie weiter für noch mehr Spaß und Spannung!

Im November 1984 lud Jun Labo zu einer internationalen Heilerkonferenz in der Bergstadt Baguio auf den Philippinen ein. Wenige hatten das Privileg, dabei zu sein, als er in seinem Heilungszentrum *Munsayac Inn* täglich 300 Menschen empfing. Unter all den bekannten Heilern genoss Jun, der Geistheilung in der Chirurgie praktizierte, die größte Anerkennung. Es kursierte das Gerücht, dass er eine Tochter des japanischen Kaisers geheilt habe, worauf sie ihn gleich geheiratet habe.

Dennoch wollte ich meine Meinung zurückhalten, bis ich ihm tatsächlich bei der Arbeit zuschauen konnte.

Jeden Morgen in aller Frühe versammelten sich viele Menschen in seiner Kapelle, um religiöse Lieder zu singen und eine Art Predigt für die aufgeregt wartenden Patienten zu hören. Einige waren schon früher bei ihm gewesen, andere saßen da und blickten nervös von einer Seite zur anderen, wobei sie sich fragten, ob ihre lange Anreise aus aller Welt damit belohnt würde, dass ihre Krankheit auf zauberhafte Weise verschwinden würde, oder ob sie auf einen sehr cleveren Scharlatan hereingefallen waren. Wer konnte das wissen?

Trotz der Ängste und der Anspannung wurde der Gesang immer kraftvoller, als die Menge einstimmte und zugleich nach Jun Ausschau hielt; doch er hielt sich fern.

Wie so oft fragte ich mich, ob das absichtlich so geplant war, um seine Gegenwart so rätselhaft, so unerreichbar wie möglich zu halten. Er muss wohl gewusst haben, dass unverständliches und fremdartiges Verhalten wesentlich dazu beitragen, den Verstand eines Menschen aufzumischen.

Ein Beispiel dazu: Die echten afrikanischen Medizinmänner müssen das auch gut verstanden haben, denn sie sind eigenartig, fremd, ja sogar bedrohlich in ihrem Auftreten gegenüber den Patienten. Für ihren Werdegang müssen sie in ihren kleinen Dörfern unter ihren Stammesgenossen aufgewachsen sein. Doch sobald sie für die Ausbildung auserwählt wurden, mussten sie eine besondere Sprache erlernen, einen Kopfschmuck aus Federn, besondere Kleidung und Körperschmuck tragen lernen, bevor sie in ihrem Amt wirken konnten. Die sibirischen Schamanen, die Balian von Indonesien, die Tohungas von Aotearoa, alle erzeugten um sich herum eine Atmosphäre der Angst oder zumindest der Unnahbarkeit.

Hier in den abgelegenen Bergen der legendären philippinischen Inseln war es für die Patienten nicht weniger Furcht einflößend, sich diesem Heilungsritual zu unterziehen. Der Widerstand, zum Operationssaal zu gehen, war beinahe mit Händen zu greifen.

Der bestand, so entdeckten wir, aus einem leeren großen Raum, an den sich ein viel kleinerer anschloss, mit einer Glasscheibe zwischen beiden, sodass Beobachter das Geschehen mitverfolgen konnten. Im kleinen Raum war gerade Platz für einen niedrigen Tisch, den Operationstisch. Außer einem kleinen Abfalleimer aus Metall (für die Körpergewebe?) war der Raum leer.

Beiläufig breiteten zwei Helfer ein weißes Tuch über den schmalen Tisch. Immer noch von meiner Skepsis begleitet, stellte ich fest, dass man unter den Tisch schauen konnte. Dort war nichts versteckt.

Als es losging, reihten sich die Patienten langsam in eine lange Schlange im Wartezimmer zum Operationsraum ein. Die meisten Patienten waren Europäer und Amerikaner, das prägte die Atmosphäre.

Vielen fiel es äußerst schwer, die Anweisung zu befolgen und den Oberkörper frei zu machen vor so vielen fremden Menschen. Eine ziemlich übergewichtige Engländerin starrte krampfhaft auf die Wand und überwand nur langsam ihre Scham. Andere machten gute Miene zu dem Spiel, während sie ihre Brüste umfassten oder lässig aus dem Fenster schauten.

Das hielt ich für einen sehr geschickten Schachzug Labos. Je stärker der Verstand eines Menschen durch einen ungewöhnlichen, ja getrost auch unangenehmen Raum abgelenkt ist, desto stärker wirkt die Veränderung.

Dann trat er auf und mit schwungvollen Bewegungen in sein enges Arbeitszimmer. Ein kurzes Aufatmen ging durch die Reihe, die Stimmung im Raum veränderte sich. Wenigstens gab es jetzt noch etwas anderes, das die Aufmerksamkeit auf sich zog, und nicht mehr nur die nackten Körper. Doch gleichzeitig spitzte sich die Spannung zu, der gefürchtete und entscheidende Moment der Operation kam immer näher. Alle Augen waren auf diesen schlanken, starken Mann gerichtet: Er war nicht größer als 1,50 Meter, sein pechschwarzes langes Haar war sorgfältig von den Schultern zurückgekämmt, die Fingernägel tadellos gepflegt, aus einem kurzärmeligen weißen Hemd mit offenem Kragen und bunt bestickter Vorderseite schauten unerwartet muskulöse Arme heraus.

Wie viele Filipinos trug er sein Hemd über der Hose – eine politische Äußerung gegen die Sitte aus der Zeit der spanischen

Herrschaft. Damals mussten die einfachen Leute das Hemd *in* der Hose tragen, damit man sie an der Kleiderordnung von den Herrschenden unterscheiden konnte.

Mit einem freundlichen Lächeln winkte er uns dreien zu, die wir eingeladen waren, ihm zuzusehen. Wir traten näher und standen direkt an der großen Glasscheibe.

Mit einem noch breiteren Lächeln hielt er seine offenen Hände in die Höhe – die traditionelle Geste der Zauberer –, wie um zu zeigen, dass er nichts im Ärmel verborgen hatte. Ein überzeugender, gelungener Auftritt!

Aus dieser Geste senkte er die Hände direkt über den Bauch des ersten Patienten. Sofort spritzte eine rote Flüssigkeit (Blut?) gegen das Glas vor meinem Gesicht.

Ich kenne Bühnen-Make-up gut genug. Fürs Theater erzeugen Blutkapseln die gewünschte Wirkung, wenn zum Beispiel der Schauspieler einen „Schlag" ins Gesicht bekommt. Aber das *künstliche* Blut kann nur tröpfeln, nicht in einer meterhohen Fontäne herausschießen.

Labo zeigte nun sein Spezialgebiet, das „übersinnliche Röntgen", wie er es nannte: Jeder Patient, der in den Operationsraum gebeten wurde, sollte erst vor Labo stehen bleiben, er hielt mit ausgestreckten Armen ein weißes Blatt Papier davor und „las die Krankheit".

Langsam füllte sich der Eimer mit blutigen Lappen, benutzten Wattebäuschen und etwas, was wie Körpergewebe aussah.

Der nächste Patient. Bevor John an der Reihe war, fragte ich ihn, ob es ihm etwas ausmache, mir sein Problem mitzuteilen.

„Ich habe seit einigen Monaten eine Zyste unter meinem Kinn und die Ärzte können mir nicht helfen."

In aller Selbstverständlichkeit legte sich John nach einem kurzen Röntgen auf den Tisch und blitzschnell ritzte Labo mit seinen Fingernägeln an Johns Nacken. Viel Eiter floss da in die Nierenschale, die einer von Juns Assistenten bereithielt.

Ich schaute kurz auf Father Bulatao, den Leiter der Abteilung für Psychologie an der Universität von Manila, der neben mir stand. Mit hochgezogenen Augenbrauen tauschten wir unser Erstaunen und unsere Anerkennung aus. Wenn dieser Mann schwindelte, dann war er unbestritten ein Meister seines Fachs!

Und wieder kam mir der Gedanke: Könnte jede Heilung auch einfach eine höchst wirksame Placebowirkung sein?

Hier gab es nun einen überzeugenden Beweis für ein Wahrscheinliches, das auf seine Weise auch reproduzierbar ist. Alle Patienten hatten voneinander deutlich verschiedene Symptome. Kein Forschungsprotokoll hätte jemals diese Unterschiede unter einen Hut bringen und die Veränderungen prozentual berechnen können, die buchstäblich auf nichtmenschlicher Mathematik beruhten.

Ist das wichtig?

Der Nächste. Ein Koreaner, der weder Englisch noch Tagalog, die Landessprache der Philippinen, sprach. Er ging weg, ohne zu hinken, und war nach jahrelangem Leiden schmerzfrei.

Doch nichts geht über die persönliche Erfahrung. Bei einem weiteren Besuch auf den Philippinen hielt ich auf einer Heilerkonferenz im *Manila Hotel.* einen Vortrag vor 40 philippinischen Heilern.

Ich kam mit dem Geistheiler Edgar St. Maria ins Gespräch: „Warum behalten Sie eigentlich diesen Schmerz in Ihrer Seite?", fragte er.

„Einfach deshalb, weil kein Arzt, Heiler oder Naturheilkundler in fünf Jahren das Problem finden oder beseitigen konnte."

„Legen Sie sich hin", sagte er vertrauensvoll. In weniger als einer Minute floss wie üblich das „Blut", eine deutliche Wärme breitete sich in meinem Bauch aus, das Gefühl von Energie, die in den schmerzenden Bereich fließt. Seither hat mir diese Körperstelle bis heute nicht mehr wehgetan.

In unserer Unterhaltung sagte er im Scherz, ich hätte großes Glück mit meiner Methode, denn *seine* Vorgehensweise koste ihn viele Pesos für Verbandswatte!

Der Journalist Jaime Licauco, der ausgezogen war und solche Heilungen widerlegen wollte, wurde später zu einem ihrer begeistertsten Anhänger und Verfechter. Von ihm bekam ich eine weitere Erkenntnis, die ich hier übersetze: Seiner Meinung nach wirkte die „Chirurgie" der Geistheiler nicht so nachhaltig wie *meine* Art von Arbeit. Warum bloß? Ich vermutete und machte den Erklärungsversuch, dass in den wenigen Sekunden des Eingriffs sich zwar der physische Körper verändert, doch der Verstand nicht unbedingt Zeit findet, zuzustimmen. Alles ist so schnell vorbei. Der chirurgische Geistheiler kann sofort messbare körperliche Veränderungen hervorrufen, doch nach meiner Erfahrung wirkt das Ergebnis einer DFR-Sitzung tiefer und nachhaltiger. Eine DFR-Sitzung ist im Wesentlichen eine Annäherung an die natürliche Stille der Natur. Sie ist deshalb vielleicht auf der Stelle nicht so spektakulär und „zauberhaft", doch sie öffnet emotionale und spirituelle Bereiche für die Erfahrung und konfrontiert den Patienten mit seinen vielfältigen Möglichkeiten, seine Symptome loszulassen, die er oft ein ganzes Leben lang unterdrückt hat.

Vielleicht lässt sich sagen, dass der Unterschied zwischen chirurgischer Geistheilung und DFR dem Unterschied vergleichbar ist, der zwischen einem Chirurgen besteht, der die Geschwulst herausschneidet, und der *wirklichen* Heilung, die sich jenseits der körperlichen Ebene vollzieht und dann auch auf den Körper erstreckt. Der Arzt operiert, doch Gott heilt.

Immer noch dem Wahr-scheinlichen auf der Spur, wandte ich mich den Heilern in Brasilien zu. Über die „geistigen

Chirurgen" auf den Philippinen gibt es viele Bücher, doch über die brasilianischen Heiler war bis vor Kurzem nicht so viel bekannt.

Der unglaublichste war zweifellos Arigo, ein einfacher Regierungsangestellter, der „Chirurg mit dem rostigen Skalpell". Er behauptete, er könne in Trance gehen und dann wirke Dr. Fritz, ein lange verstorbener deutscher Arzt, durch ihn.

Er konnte sein Taschenmesser ziehen, es tief in den Magen oder in das Auge eines Patienten stechen und es herausziehen, ohne Schmerzen, Blut oder Narben zu hinterlassen. Seine Arbeit wurde gefilmt und auch kritische Forscher (Mediziner) konnten seine Erfolge nicht widerlegen oder als Betrug entlarven.

Bemerkenswert an ihm war für mich, dass er – im Gegensatz zu den meisten Heilern in Brasilien, Großbritannien, den Philippinen und sonst irgendwo – seine Arbeit nicht unbedingt einer spirituellen Verbindung zuschrieb, sondern sich und seinen Körper diesem Dr. Fritz, einem längst Verstorbenen, zur Verfügung stellte, also einem menschlichen Wesen, das im Prinzip identifizierbar war und das in seinem früheren Leben die Medizin in der wirklichen Welt gelernt hatte.

Es ist traurig, dass Arigo bei einem Unfall (manche sagen, es sei kein Unfall gewesen) ums Leben gekommen ist, lange bevor ich nach Belem kam, der Stadt an der Amazonasmündung. Bei meinen Nachforschungen über sein Leben fand ich Berichte über *mehrere* Heiler, die sich auch auf Dr. Fritz beriefen, wohl in dem Wunsch, denselben Ruhm zu erlangen. Sie alle waren bei ungewöhnlichen Unfällen umgekommen, genau wie Arigo.

Daraus ziehe ich den Schluss: Man braucht keinen Anspruch auf einen „besseren Draht nach oben", um ein wunderbarer Heiler zu sein. Aber es ist immer wieder notwendig zu lernen, alle diese Ausbildungen und Techniken „loszulassen", wenn man sie erst einmal gründlich beherrscht!!! Paradox, paradox, ein ums andere Mal!

Dazu ein Beispiel: Früh in meiner „Karriere" wies mich ein Lehrer darauf hin, ich solle beim Heilen niemals den Kopf eines Patienten berühren, denn die Energie fließe dann die Wirbelsäule hinunter und verursache schreckliche Probleme. Als braver Schüler befolgte ich diese Anweisung jahrelang. Später freundete ich mich mit einer sehr erfahrenen Heilerin in London an. Besorgt sah ich, wie sie ihre Hände auf den Kopf eines Patienten legte. Ich konnte es mir nicht verkneifen und sagte ihr: „Vielleicht solltest du deine Hand besser nicht auf den Kopf des Patienten legen?"

Etwas ungehalten lächelte sie mich an: „Aber wenn man das nicht macht, funktioniert es nicht."

Heilen ist eine Kunst, keine Wissenschaft. Man kann keine Doppelblindversuche durchführen und wiederholbare Ergebnisse erwarten. Man kann nicht verlangen, dass jeder Heiler denselben Weg geht. Es genügt, irgendeine Methode zu lernen, sie dann loszulassen und Gott die Heilung zu überlassen.

Wir müssen unseren Klienten immer wieder sagen: „Lassen Sie uns sehen, was wir tun können." Dann besteht die Wahrscheinlichkeit, die auf viel Erfahrung gründet, dass deutlich sichtbare Veränderungen eintreten, auf emotionaler, körperlicher oder spiritueller Ebene.

Wenn allerdings Skeptiker (ist ihre Arroganz nicht liebenswert?) oder Mediziner aus der Forschung mich fragen: „Wie hoch ist die Veränderungsquote bei ihren Patienten?", dann scherze ich gerne: „Ach, ich bin mir sicher, dass einhundert Prozent meiner Klienten eine Veränderung wahrnehmen."

Ihr Spott ist ihnen anzusehen; die Messer ihres Überlegenheitskomplexes sind gezückt.

Freilich behaupte ich überhaupt nicht, genau zu wissen, *welche* Veränderungen für meine Patienten zu erwarten sind. Doch die Tatsache, dass sie sich entschieden haben, etwas auszuprobieren, was sie nicht kennen und was sie mit nichts bisher Erlebtem in Verbindung bringen können, was sie nicht ausschließen oder bestreiten können, das genügt mir für die Aussage, dass sie alle im Denken offen dafür sind, mindestens mit einem winzigen Spalt.

Es genügt zu wissen, dass Anekdoten die Geschichten des Lebens sind, des Lebendigen und der Hoffnung, wohingegen Forscher nur allzu oft dem Leichenwagen zum Friedhof hinterherlaufen.

In meinem Roman *Earth Bound* [zu Dt. etwa: Erdgebunden] erzähle ich die alte russische Geschichte von einem Dorf, das von einem seltsamen Ungetüm heimgesucht wird, das immer die reife Gerste zerstört. Die Bewohner wandten sich an Fedor, dessen ältester Sohn gerade von der Universität zurückgekommen war. Er setzte sich auf den Acker und stellte Wahrscheinlichkeitsberechnungen an bis tief in die Nacht, doch lange vor Tagesanbruch schlief er ein, erschöpft von seinem Denkmarathon. Am Morgen war der Acker zerwühlt, das Getreide wieder geschädigt.

Also bat Fedor seinen zweiten Sohn um Hilfe. Nikolai war praktisch veranlagt. Mit dem Erfinden von Maschinen kannte er sich aus. Doch statt zu ernten, brachte er die Dorfbewohner allesamt dazu, wochenlang ihre ganze Zeit und alle Ressourcen darauf zu verwenden, sein Gerät zu bauen. Eines Morgens war der Acker verwüstet, die Ernte wieder verloren.

Fedor hatte nun nur noch einen Sohn übrig, an ihn wandte er sich schließlich in seiner Verzweiflung.

Iwanuschka Durachock war im Dorf als Dummkopf bekannt. Die meiste Zeit spielte er im Wald auf seiner Flöte.

Eines Abends zog er bei Vollmond wieder seine Flöte heraus, setzte sich am Feldrand neben eine silberne Birke und spielte. Seine Musik war so bezaubernd, dass vor ihm ein goldenes

Pferd auftauchte, das sich mit wehender Mähne und glänzenden schwarzen Hufen anschickte, auf der Gerste zu tanzen.

Worte fielen nicht, es gab nur die sanfte Berührung durch die Musik. Doch sie war genug und rührte das goldene Pferd an. Es verstand Iwanuschkas Bitte. Das Pferd verneigte sich tief und flog mit lieblichem Wiehern über die Baumwipfel davon.

Wir vergessen, dass es oft der Einfältige ist, der sowieso weiß, dass wir nie wissen können, und dann das Problem löst. Ohne Anstrengung erleichtert ein kleines Lachen, ein wenig Musik die schwere Last, „normal" zu sein. Haha!

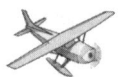 # Flug Nr. 107:
Flugplan, Cockpit-Check
und Flugbericht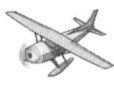

Erleuchtung / Erleichterung
[engl.: *enlightenment*]

1. Halten Sie Ihr Logbuch und Ihren Lieblingsstift bereit.

2. Vergewissern Sie sich, dass Sie entspannt sind und sich wohlfühlen. Legen Sie in Gedanken den Sicherheitsgurt an.

3. Kopfhörer über die Ohren, damit Sie die Sphärenmusik hören oder die Anordnungen des höheren Selbst.

4. Schlagen Sie Ihr Logbuch auf der Seite mit Ihrem Foto auf. Wie läuft's bei Ihnen?

5. Sehen Sie alle Einträge nochmals durch. Welche Veränderungen, welche Widerstände haben Sie beschrieben und überwunden? Sind Sie bereit, einfach loszulassen und zu akzeptieren, dass wir nicht(s) wissen? Fühlen Sie sich wohl damit?

6. Nehmen Sie den Stift zur Hand und schreiben Sie das Datum und die genaue Uhrzeit auf.

7. Schreiben Sie die Gedanken auf, die Ihnen gerade im Kopf herumgehen. Die, die Sie gerade gelesen haben. Die, die spontan auftauchen.

8. Pause

9. Immer noch verwirrt? Sehnen Sie sich nach Erleuchtung? Schreiben Sie das englische Wort dafür – *enlightenment* – einmal so auf: *en-lighten-ment* = Erleuchtung / Er-leichter-ung. Es bedeutet lichter, aber auch: leichter werden, überflüssiges Gepäck loswerden. Erleichtern Sie die Last des wütenden Verstandes. Nach außerordentlich genauen Untersuchungen von mir schleppen wir 99,6 Prozent mehr Zeug herum, als wir je brauchen. Wie oft brauchen Sie beispielsweise den Satz des Pythagoras? Ist es für Ihre Kinder wichtig, was die Quadratwurzel von 1120 ist? Leicht sein – das heißt, der Welt ins Gesicht lachen.

10. Welches Gepäck können Sie am Check-in-Schalter Ihres Lebens zurücklassen?

. . . .

25. Wieder in Russland

Nichts überzeugt besser als ein praktisches Beispiel; besonders, wenn es sich *natürlich* ereignet und nicht künstlich gestellt wird. Professor Leonid Makarov[6] erzählt folgende Geschichte:

„Ich habe Clif Sanderson 1990 kennengelernt, im ersten Jahr der *Perestroika*, als sich eine große Gruppe von Spezialisten für alternative Medizin aus unterschiedlichen Ländern in Moskau zu einer Konferenz traf.

Clif hinterließ den tiefsten Eindruck bei mir, durch seine tiefgründigen und umfassenden Ideen, aufgrund seiner Weisheit und weil er andere Ansätze nicht bekämpfte. Diese Haltung findet man selten bei alternativen Heilpraktikern in Russland.

Damals leitete ich ein Forschungsprojekt über die Heilwirkung feinstofflicher Energie und lud Clif Sanderson ein, vor dem Institut für Kinderheilkunde und Kinderchirurgie der Russischen Föderation einen Vortrag zu halten.

Zu Beginn seines Vortrags reagierten die Zuhörer skeptisch und misstrauisch, überwiegend waren sie konventionell denkende Ärzte und Forscher.

Doch nach und nach nahm er sie für sich ein, durch sein Charisma und seine Sachkenntnis.

Mitten in seinem Vortrag ging zur Überraschung aller eine Krankenschwester auf die Bühne, die bekannt war für ihre Begeisterung für ungewöhnliche Phänomene wie UFOs, Geistheilung und Telepathie. Mit aggressivem Geschrei forderte sie, die konventionelle Medizin zu verbieten und stattdessen nur energetische Methoden einzusetzen.

Clif Sanderson verstand zwar kein Wort von dem, was sie brüllte, denn seinem Dolmetscher hatte dieser Ausbruch die Sprache verschlagen. Doch er ging sofort auf sie zu, legte ihr die Hand auf den Kopf und sah ihr in die Augen. Die Krankenschwester hörte auf zu schreien, beruhigte sich und verließ langsam den Raum.

Bald nach diesem Vorfall freundeten wir uns an und arbeiteten gemeinsam an klinischen Forschungsprojekten mit seiner Methode.

Sehr oft beobachtete ich die heilsame Wirkung seiner Anwesenheit im Raum, selbst wenn er die Klienten nicht berührte, sondern nur mit ihnen sprach. Und sehr oft erlebte ich, wie Menschen mit psychosomatischen Krankheiten geholfen wurde, bei denen medikamentöse Methoden keine signifikante Veränderung gebracht hatten.

Wir wissen, dass in bestimmten Lebenssituationen die Abwehrkräfte unseres Körpers aktiviert werden, also das Immunsystem, das Nervensystem und die endokrinen Drüsen.

Vom wissenschaftlichen Standpunkt aus lässt sich dieser Auslösemechanismus nicht erklären.

Viele Naturgesetze kennen wir immer noch nicht.

Ich betrachte den Menschen als ein komplexes, sich selbst regulierendes System in einem Kraftfeld des Universums.

Unser Körper ist von Gott (der Natur) so gestaltet, dass er nicht krank werden muss, und falls er doch erkrankt, gibt es einen eingebauten Mechanismus, der ihn wieder gesunden lässt.

Wichtig ist, sich daran zu erinnern, dass die Krankheitsursache immer in uns liegt, nicht außerhalb.

Diese Aussage kann ich an folgendem Beispiel veranschaulichen:

Bei meinen Reisen nach Tschernobyl als Mitglied medizinischer Kommissionen beobachtete ich sehr oft, dass in Familien mit Zwillingen einer von ihnen eine sehr hohe Dosis von Radionukliden ansammelte und der andere überhaupt keine.

Die Ganzheit des Bewusstseins ist der entscheidende Faktor.

Nicht nur Menschen, die bereits krank sind, brauchen Clif Sandersons Methode, sie wird insbesondere gebraucht zur Vorbeugung gegen chronische Krankheiten unserer Zeit, gegen Herzkreislauferkrankungen, Krebs und Diabetes."

Zurück in der UdSSR

[im Original: *Back in the USSR* – Anspielung auf einen Song der Beatles; Anm. d. Ü.]

Inwieweit unser Verstand für unseren schlechten Gesundheitszustand verantwortlich ist, lässt sich nie mit Sicherheit feststellen. Wir sind unseren Illusionen, Einbildungen und Ängsten unterworfen. Verstärkt werden sie durch eine Unsicherheit, die durch alle politischen Systeme geschürt wird.

Ich persönlich wuchs in einer Kultur auf, die vor der Weltherrschaft der Russen Angst hatte und jedem Russen misstraute. Filme und Nachrichten vermittelten eine Atmosphäre der

Angst – besonders vor der sowjetischen Geheimpolizei, dem KGB.

Vor diesem Hintergrund war meine Nervosität nicht verwunderlich in einer Situation, die leicht zu Missverständnissen und ernsten Verwicklungen hätte führen können.

Wie Leonid Makarov bereits erwähnte, war ich genau zu Beginn der *Perestroika* da. Niemand konnte so genau einschätzen, ob es schon zulässig war, über integrative Medizin zu sprechen, über spirituelle Werte oder über unabhängige Meinungen.

Aufgrund der Pressemeldungen und meiner Fernsehinterviews über Themen, die bis kurz zuvor noch verboten waren, war es vernünftig, auch mit negativen Reaktionen aus politischen Kreisen zu rechnen.

Das hatte ich im Kopf und war betroffen, als Tanya mich nicht zu einem Vortrag bei einer Ärzteversammlung begleiten konnte. Weder Kostya noch mein anderer Fahrer Ephim, denen ich vertraute, hatten Zeit. Also ließen mich die Veranstalter meines Vortrags abholen.

Als ich am frühen Abend die Treppe herunterkam, stand ich drei imposanten Männern gegenüber, die leicht Schwarzenegger-Doubles hätten sein können. Was sollten sie anderes sein als KGB-Mitarbeiter?

Tapfer, aber heftig schluckend, kletterte ich auf den engen Rücksitz des kleinen Lada. Niemand sagte ein Wort. Keiner von ihnen sprach Englisch und es hatte keinen Sinn, dauernd *pectopah* zu wiederholen.

In solchen Situationen verliert der Verstand das Gefühl für Zeit und Raum. Ich war überzeugt, schon auf halbem Weg nach Sibirien zu sein, als die enge, unbefestigte Straße einen Bogen machte und in einer kurzen Sackgasse endete.

In einer Ecke gelangte man durch ein rostiges Tor in einen mit Unkraut überwucherten Hof. Ich war mir sicher, die Männer hatten sich so positioniert, dass ich nicht davonlaufen konnte.

Eine Klingel wurde gedrückt. Innen flackerte ein Licht auf. Die Tür öffnete sich und heraus traten zwei äußerst stämmige Frauen in weißen Kitteln. Sie packten mich an den Armen und führten mich durch die Tür, die sich wieder schloss.

Es fällt mir schwer, nicht dramatisch zu klingen, wenn ich meine Gefühle beschreibe. Deshalb sage ich einfach: So hatte ich mir einen schönen Abend in Paris nicht gerade vorgestellt.

Es wurde noch schlimmer. Ich hatte mir gemerkt, dass das Gebäude vier Stockwerke hatte. Nun war die Aufzugtür kaputt und hing schief in den Angeln. Doch statt die Treppen hinauf wurde ich auch noch unmissverständlich in Richtung Kellertreppe geführt.

Den langen Gang beleuchteten Lampen mit vergittertem Glas, zwei Stockwerke unter dem Erdgeschoss. Auf der anderen Seite befand sich – ich schwöre es – eine Reihe von Stahltüren. Schwer zu sagen, ob die zwei weißen „Geister" neben mir meine Nervosität mitkriegten. Sie führten mich erbarmungslos an diesen endlosen Zellentüren vorbei – was hätte das sonst sein sollen?

Vor einer dieser Türen blieben wir stehen. Die stärkere Frau öffnete die Tür – ich rechnete schon damit, die Schlüssel der Wärter klappern zu hören.

Doch stattdessen öffnete sich die Tür zu einem hell beleuchteten Raum. Statt in einer düsteren Zelle stand ich vor einer Gruppe von fast hundert Leuten, die mich mit stehendem Beifall willkommen hießen. Woher hätte ich wissen sollen, dass das der Hörsaal der Hochschule für Psychiatrie war?!

Das war einer der prägendsten Momente in meiner Geschichte als Heiler.

Und wie wunderbar diese Russen waren, wie geistig aufgeschlossen und bereit zuzuhören und über tiefgründige Untersuchungen zu diskutieren! Einige waren zutiefst davon
überzeugt, dass in Kürze Geschöpfe aus dem Weltall auf die
Erde kämen; andere hatten sich mit den Pyramiden verschiede-
ner Kulturen beschäftigt, wieder andere waren praktizierende
Heiler unterschiedlichster Methoden. Die meisten waren ausgebildete Ärzte, Chirurgen und einige wenige Atomphysiker.

Vor diesem Publikum wagte ich es, über meinen Versuch zu reden, auf die Radioaktivität einzuwirken. Und – ob Sie es glauben oder nicht: Ein Mann hatte doch tatsächlich zwei winzige
Fläschchen radioaktiven Materials mitgebracht. Ich hielt sie
einen kurzen Moment und er versprach, mir mitzuteilen, was
mit ihnen passierte. Einige Zeit später erfuhr ich, dass es zu
einer deutlichen Veränderung gekommen war, doch der
Wissenschaftler war sehr darauf bedacht, die Ergebnisse für
sich zu behalten. Das war über fünf Jahre, bevor ich eine weitere Chance hatte, es mit einem anderen Atomphysiker noch einmal zu probieren.

In einem anderen Fall stellte sich die Frage gar nicht, die Ergebnisse für sich zu behalten. Nach meinem Vortrag an der
Klara-Zetkin-Frauenklinik in Moskau fragte mich die Lehrbe-
auftragte Marina Schulova, ob meine Methode auch bei Un-
fruchtbarkeit helfen könne; ihre Schwiegertochter versuche
schon seit drei Jahren, schwanger zu werden.

Da war ich recht zuversichtlich, denn bis dahin hatte ich schon
erlebt, dass dieser Ansatz (DFR) vielen Paaren von Hongkong
bis Norwegen Freude bereitet hatte.

Innerhalb von zwei Monaten war ihre Schwiegertochter
schwanger; als neun Monate später ein wunderbares Mädchen
auf die Welt kam, waren die anschließenden Feiern sehr
anregend.

An einem anderen Krankenhaus bestand meine Zuhörerschaft aus einer kleinen Gruppe von Psychiatern. Nach dem Vortrag baten sie um eine Vorführung auf der kleinen angeschlossenen Intensivstation, auf der zwei Patientinnen mit postnatalem Trauma lagen. Eine lag in tiefer Bewusstlosigkeit. Als ich begann, Energie für sie hereinzubringen, sah ich aus dem Augenwinkel, wie alle Ärzte und Schwestern das Zimmer hastig verließen. Sie versammelten sich vor der Tür und schauten durch die großen Glasscheiben herein. Leider reagierte diese Patientin nicht, deshalb wandte ich mich der anderen zu, die mit ausdruckslosem Gesicht dasaß.

Nach vielleicht zehn Minuten bat sie um ein Glas Orangensaft. Da ich die Sprache nicht konnte, hatte ich keine Ahnung, was sie sagte; also rief ich eine Schwester herein. Daraufhin begannen die Ärzte, erregt miteinander zu reden. Nach und nach fügte sich die Geschichte zusammen: Diese Frau hatte anscheinend beschlossen, es sei an der Zeit, zu sterben. Seit mehreren Wochen hatte sie sich geweigert zu sprechen oder zu essen, woraufhin sie irgendwie zwangsernährt werden musste. (Von diesem Zeitpunkt an erholte sie sich rasch und wurde zwei Wochen später nach Hause entlassen.)

Natürlich fragte ich die Gruppe noch, warum alle das Zimmer so rasch verlassen hatten. Sie sagten, es sei so viel Energie im Raum gewesen, als ich anfing zu arbeiten, dass sie es nicht länger aushalten konnten.

Ich kann nicht behaupten, mir seien in dieser ganzen Zeit die Kinder im Sinn gewesen, die durch die Strahlenbelastung nach der Tschernobyl-Tragödie krank geworden waren, auch wenn ich auf meiner Tour durch verschiedene Krankenhäuser viele von ihnen gesehen hatte.

Doch das sollte sich bald ändern.

26. Tschernobyl

Bei dem Moskauer Ärztekongress war ich ganz schön überraschт, einen amerikanischen Filmemacher wiederzusehen, den ich fünf Jahre vorher bei einer Abendgesellschaft in einem Penthouse an der Fifth Avenue in New York getroffen hatte.

Wie ich mich überhaupt an seinen Namen erinnerte, kann ich gar nicht sagen. Und Boris Said erinnerte sich wohl auch nicht sofort an unsere Begegnung bei der privaten Vorführung seines Films über Credo Mutwa, den letzten Zulu-Schamanen.

„Boris Said, nehme ich an" – ich begrüßte ihn so, wie Stanley damals Dr. Livingstone bei ihrem berühmten Zusammentreffen im afrikanischen Urwald angeredet hatte.

Bei genauerem Nachdenken musste mich die Begegnung nicht überraschen. Recht schnell erkannte ich, dass Boris zu den Leuten gehört, die sich auch eine Einladung zur Gartenparty der Queen verschaffen können. Er *interessierte* die Menschen nicht nur für seine Projekte, sondern sie wurden durch seine Begeisterung und von seinen Visionen *geradezu verschlungen*, obwohl seine überaus optimistischen Projekte sehr oft schon scheiterten, bevor sie richtig angelaufen waren.

Selbstverständlich interessierte er sich für *alles*, deshalb war er auch bei diesem Kongress.

Er hatte damals mehrere „Eisen im Feuer", Projekte, die er gleichzeitig verfolgte.

Und ich wurde sein allerneuestes!

Darüber hinaus aber war er ägyptisch-russischer Abstammung und sprach gut Russisch, eine gute Voraussetzung für eine Menge Spaß, die wir miteinander hatten. Keiner von uns hatte damals eine Partnerin und russische Frauen sind zweifellos sehr attraktiv – auch wenn die meisten von ihnen in Wohnungen mit Tanten, Cousinen, Onkeln und diversen anderen Verwandten leben.

Bevor er in einer geschäftlichen Angelegenheit nach Minsk weiterreiste, erzählte er mir von einem sehr einfühlsamen Film, der ihn beeindruckt hatte. Darin wurden die psychischen Auswirkungen des Unglücks von Tschernobyl aus der Sicht der Betroffenen dargestellt.

Er bestand darauf, dass ich gleich mit Frau Laskowa Kontakt aufnehmen sollte, der Regisseurin aus Weißrussland, die den Film gedreht hatte.

Zwei Tage vor meiner geplanten Abreise aus Russland rief ich sie doch noch an. Wie schon Boris zuvor berührte auch mich ihre Geschichte sehr. Denn die wirklichen Folgen der Katastrophe für die ansässige Bevölkerung wurden von den Nachrichtenagenturen nie gezeigt. Dazu kam ihre eigene Gefährdung, als sie an radioaktiv verseuchten Orten die Dreharbeiten durchführte.

Sie filmte auch in Krankenhäusern, in denen die Tragödie Tag für Tag ihren Lauf nahm.

Galina fing an, nach alternativen Behandlungen zu suchen.

Ja, ihre Geschichte berührte mich sehr, aber ich sah nicht, wie ich etwas dafür hätte tun können. Das Gefühl der Betroffenheit jedoch blieb.

Die Hoffnung, die sie geschöpft hatte, als sie von meiner Arbeit in Moskau hörte, hielt sie weiter aufrecht. Drei Monate danach machte sie mich in New York ausfindig und fragte mich am Telefon, ob ich bereit war, zu kommen und in der hämatologischen Klinik mit den Kindern von Tschernobyl zu arbeiten.

Damit standen alle meine Theorien auf dem Prüfstand. Entweder sie taugten etwas oder nicht. Innerhalb von Sekundenbruchteilen hörte ich mich bereitwillig Ja sagen.

Als ich aber den Hörer aufgelegt hatte, zweifelte ich erst einmal ernsthaft an meiner Zurechnungsfähigkeit.

Wer würde freiwillig – wenn er noch nicht von allen guten Geistern verlassen war – radioaktive Nahrung essen, zweifelhaftes Wasser trinken und mit über 60 Kindern am Tag arbeiten (und mit ihren Müttern)? Und mit der fürchterlichen Tragik leben, dass jede Woche zwischen 12 und 15 Kinder in diesem Krankenhaus starben ...

Ich hatte keine Ahnung, dass ich das die nächsten fünf Jahre oder sogar noch länger machen würde.

Bevor ich mit der Arbeit begann, begrüßte mich die Chefärztin tief resigniert. Sie hatte in ihrem Krankenhaus schon so viele Teams von konventionell arbeitenden Medizinern aus verschiedenen Ländern kommen und gehen sehen – die Sterberate der Kinder hatte sich jedoch nicht merklich verändert. Sie hatte nichts gegen mein Arbeiten dort, sie war sich aber sicher, dass dies nur ein weiterer aussichtsloser Versuch war.

Doch das Schicksal spielte schon am allerersten Morgen zu meinen Gunsten. Eine Oberärztin nahm mich an der Tür in Empfang, mit einer traurigen Geschichte über ihren zerstörten Rücken. Ob ich ihr nicht helfen könne? Sie krümmte sich beinahe vor Schmerzen. Ich ließ sie sofort an Ort und Stelle hinsetzen. Am nächsten Morgen rannte sie mir schon auf dem Krankenhausflur entgegen: Keine Schmerzen. Dankbar. (Ich auch. Wer konnte denn wissen, wie alles in so stressiger Umgebung gehen würde?)

Ich glaube nicht, dass ich Ihnen auch nur annähernd ein umfassendes Bild beschreiben kann, wie es damals war. Außerdem fällt es mir schwer, darüber zu schreiben, weil so viele

Emotionen aufsteigen, wenn ich daran denke oder darüber spreche und wieder alle diese Kinder vor mir sehe, wie sie nacheinander Tag für Tag von den Stationen „verschwanden" ...

Doch mitten in diesem Elend und Entsetzen – Mütter weinten, weil ihre Kinder starben, und man musste mit ansehen, wie die Kinder langsam ihre Schlacht verloren, wie die Medizin den Kampf anscheinend noch verschlimmerte, wie alle medizinischen Behandlungsverfahren vergeblich waren – und trotzdem, mitten in dieser Not schien eine unbegreifliche innere Stärke auf den Fluren anwesend zu sein.

Die Kinder lachten oder lächelten, wenn ich mit ihnen arbeitete. Sie nannten mich „Sommer-Weihnachtsmann", zupften an meinem langen Bart und warteten auf die Süßigkeiten, die ich – wie sie wussten – aus meinen unerschöpflichen Taschen immer wieder hervorzauberte.

Wir schnitten Grimassen, kitzelten die Kleinen, umarmten uns oder zupften uns am Ohr, weil ich mich immer noch nicht auf Russisch unterhalten konnte.

Ich war so glücklich! Können Sie sich das vorstellen? Diese einmalig außergewöhnliche Situation ließ mich erkennen, dass manche Kinder – sie waren zwischen einem und vierzehn Jahren alt – bereitwillig und vollkommen glücklich starben. Gegen diese Aussage regt sich vielleicht Widerstand. Aber ich habe so viele dieser Kindern gesehen, manche schienen zu wissen und hatten das anscheinend tief akzeptiert, dass sie diesen Planeten nur einmal sachte berühren mussten, dann konnten sie schon wieder gehen – und hatten ihren Lebenszyklus vollendet.

Ich werde diese Worte nicht zurücknehmen. Was ich wahrnahm und empfand, lässt sich nicht anders beschreiben. Noch mehr berührte mich, dass die Eltern, mit denen ich diese Beobachtung teilte, weit weniger in der Verzweiflung stecken blieben, denn sie konnten meine Vermutung teilen und annehmen. Wir hatten den Eindruck, diese Seelen hatten eine

Möglichkeit für die Erfahrung gefunden, mit ihrer Zustimmung in diese schwierige Welt zu kommen, aber durch diese Vereinbarung konnten sie allen weiteren Verwirrungen eines körperlichen Lebens aus dem Weg gehen.

Allmählich ging die Anzahl der Kinder, die in einer Woche starben, von fünfzehn auf zwei oder drei zurück.

Bald fragten mich die Ärzte nach meinen Prognosen für jedes einzelne Kind. Sie hatten gemerkt, dass ich eine Krankheit schon mehrere Tage vorher kommen sah, bevor die Laborwerte die Diagnose bestätigten.

Galina Laskowa hatte zusammen mit Boris alle Hebel in Bewegung gesetzt, um einen Sponsor zu finden, der für mein Hotel und die Reisekosten aufkam, und jetzt war sie die ganze Zeit dabei und übersetzte, endlose Stunden lang, in denen wir auf den Beinen waren und von Station zu Station zogen.

Sie war die treibende Kraft, damit sich eine Gruppe zusammenschloss, die Hilfe für Hunderttausende Tschernobyl-Kinder suchte. Ihr eigener Sohn Dimitri war damals sieben Jahre alt und ebenfalls betroffen. Die Angst um seine Gesundheit verstärkte ihren Drang, endlich Antworten zu finden.

Der erste Gedanke war, es mit tibetischer Medizin zu versuchen, doch kein Behandler war bereit, in diese Gegend zu kommen. Homöopathie wurde in Betracht gezogen. Nahrungsergänzungen fielen ebenfalls durch das Sieb der Möglichkeiten. Angestiftet von Boris und durch meine Fernsehauftritte aufmerksam geworden, zog sie immer mehr mich in Betracht, bis sie mich dann am Ende fragte.

Wir arbeiteten ununterbrochen. Viele Stunden redeten wir mit den Müttern (– männliche Besucher durften das Krankenhaus nicht betreten). Wir redeten mit den Krankenschwestern, unterhielten uns im Stationszimmer mit den Ärzten. Eines Tages erzählte uns die Chefärztin, sie habe schon den ganzen Morgen massive Kopfschmerzen. Die Mitarbeiter bestanden darauf, dass ich gleich vor Ort mit ihr arbeitete, während sie zusahen. Obwohl ihre Kopfschmerzen schlagartig aufhörten, erklärte sie lautstark, dass die Tablette, die sie vier Stunden vorher genommen hatte, jetzt endlich wirke! Seufz!

Jeden Abend nach der Arbeit begleitete mich Galina zum Planyeta-Hotel auf dem Mascherowa-Prospekt und passte auf, dass ich mich nicht mit den „Wachhunden" anlegte – das sind die Damen, deren Aufgabe es ist, an jedem Treppenabsatz zu sitzen, damit niemand auf die Idee kommt, die Lampenfassungen zu stehlen.

Das war die Zeit zum Entspannen, die Sorgen des Tages zu besprechen und im Laufe der Zeit auch über andere, weniger traumatische Themen zu reden. Das Filmemachen war ein gemeinsames Interesse. Wir sprachen über ihren Film, der noch nicht ganz fertig war. Wir teilten die Sorge um Dimitri, auch wenn er sich schon sehr verändert hatte. Als ich ankam, sah er sehr krank aus, mittlerweile war er ein aufgeweckter, glücklicher Junge.

Wir verglichen unsere Lebensgeschichten. Mein Leben war im Großen und Ganzen unscheinbar verlaufen – ihres war gezeichnet durch viele Narben, die zwangsläufig entstehen, wenn man sich in so einem System durchschlagen muss. Doch im Herzen war sie immer ein freier Mensch geblieben.

Behutsam entwickelte sich etwas Neues, Unerwartetes.

Unsere Gespräche wurden länger. Händchenhalten war nicht mehr dazu da, um im russischen Winter warm zu bleiben. Lachen und Tanzen wuchsen in der Freude.

Das Gesetz der Präzession war wieder am Werk.

In meinem Herzen schien die Sonne!

27. Eine unmögliche Hochzeit

Bei meiner Abreise aus Weißrussland traf ich eine wichtige Entscheidung. Auf dem Weg zum Flughafen fragte ich Galina, ob sie meine Frau werden wolle.

Und Galina sagte Ja.

Was nach diesem Ja geschah, könnte leicht ein ganzes Buch füllen, mit vielen Begegnungen mit dem KGB, dann Geschichten, wie Manager der Fluggesellschaft Aeroflot bestochen werden, und auch viel Ärger mit neidischen Menschen.

Wie auf der Urkunde zu lesen ist, heirateten wir genau drei Monate, nachdem wir uns kennengelernt hatten – in New York! Wenn das kein kosmisches Ja ist!

Einen Moment! Es kommt noch besser. Sobald die „Jas" einmal anfangen, hören sie nicht mehr auf!

In New York begegnete uns der unglaublichste Hoteldirektor. Was da geschah, hätte man niemals zu hoffen gewagt.

Hans Keller wusste von unserer Arbeit mit den Kindern von Tschernobyl und *lud uns ein*, in seinem Lufthansa-Penta-Hotel zu wohnen, direkt gegenüber dem *Madison Square Garden*, im Herzen New Yorks.

Als er dann noch hörte, dass wir heiraten wollten, erzählte er uns, dass der siebte Stock des Hotels gerade renoviert wurde. Deshalb konnte er die Zimmer dort nicht vermieten: Aber falls uns der Lärm nicht störte, könnten wir gern in der *Royal Suite* wohnen!

Zwei Nächte später wachte ich um 2 Uhr morgens auf und sah in den Lauf einer Pistole, die ein Mann in unserem

Schlafzimmer auf meinen nackten Bauch richtete. All die Horrorgeschichten, die ich je über New York gehört hatte, fielen mir schlagartig auf einmal ein. Er war durch Dimitris Zimmer hereingekommen, das nicht abgeschlossen war, also musste der Eindringling das Kind schon gesehen haben. Der Mann stand vor mir mit seinen ungefähr zwei Metern und einem kräftigen Körperbau, in einem grauen Anzug. Dann bemerkte ich einen anderen Mann, der sich hinter der Tür versteckt hielt. Als er sich ein wenig bewegte, sah ich, dass er die Hoteluniform des Sicherheitsdienstes trug.

Sie wissen schon, wie das ist: Wenn man einem Mann mit Pistole gegenübersteht, hat man schon alles verloren, vor allen Dingen seinen Verstand. Hans Kellers Name fiel mir einfach nicht mehr ein. Später stellte sich heraus, dass er vergessen hatte, dem Wachdienst Bescheid zu geben, dass wir uns in dem vermeintlich leeren Stockwerk aufhielten. Und irgendwer hatte verdächtige Geräusche gehört, die wir wohl verursacht hatten.

Wir beide wohnten drei Monate lang kostenlos in der exklusiven Königssuite und der siebenjährige Dimitri in seiner eigenen Suite nebenan. Können Sie sich das vorstellen?

Zum Ausgleich stellte ich mich als Coach zur Verfügung und arbeitete mit vielen Hotelangestellten.

Dadurch hatten wir Zeit, die Hilfslieferungen für das Krankenhaus in Minsk zu organisieren. Wahrscheinlich ist kaum bekannt, dass besonders die deutsche Bevölkerung und die Lufthansa in den frühen Jahren des Unglücks äußerst hilfsbereit waren. Die Lufthansa transportierte unentgeltlich medizinische Hilfsgüter, Computer und sogar Kleidung für „unsere" Tschernobyl-Kinder.

Was für eine Freude, mit ihnen zusammenzuarbeiten!

Wenn Sie am richtigen Ort sind, brauchen Sie keine Philosophie, keine Religion oder Überzeugung. Nichts.

Das Leben wirkt von allein.

Hier kommt noch eine nette Geschichte:

Stellen Sie sich London vor, das alte, biedere London.

Auf einer Vortragsreise für FOCUS, unsere Stiftung für Kinder, wohnten Galina und ich bei Ellen und Bela Hatvany in ihrem Haus am *Holland Park*.

Sie waren wunderbare Menschen, die in ihrem Haus Vortragsreisenden aus aller Welt Gastfreundschaft boten. Natürlich bleiben sie erwartungsgemäß nur ein paar Tage und reisen dann wieder weiter.

Doch um unsere Arbeit in Europa fortführen zu können, brauchten wir einen Wohnsitz in England und eine Wohnmöglichkeit für eine längere Zeit.

Ich sagte zu meiner Frau, wir sollten uns nicht an einen Makler wenden, es würde sich schon etwas ergeben.

Uns fiel auf, dass wir nie jemand sahen, der in die Gartenwohnung nebenan hineinging oder herauskam.

Galina fragte die Eigentümerin, ob die Wohnung leer stand. – Ja, sie war tatsächlich leer, weil das Haus verkauft werden sollte. Wir könnten bis zum Verkauf mietfrei dort wohnen, bot sie an. Letztendlich lebten wir fast ein ganzes Jahr in diesem sehr exklusiven Stadtteil Londons!

So ein unglaubliches „Glück" können und werden Sie auch erleben, wenn Sie die Arbeit tun, die Sie eigentlich tun sollen.

Nach dem Plan werden Sie immer auf ganz erstaunliche Weise unterstützt.

Wenn Sie einen Moment innehalten und zurückdenken, dann fällt Ihnen bestimmt ein, wie Sie einmal in einer langen Warteschlange im Supermarkt, am Flughafen oder im Kino unter all den anderen Wartenden ausgewählt wurden, der Erste in einer neuen Schlange direkt an der Kasse zu sein.

28. Ich tue mein Bestes, so gut ich kann

„Das Tao", sagte der Meister, „gehört weder zum Wissen noch zum Nicht-Wissen."

Wissen ist falsches Verstehen; Nicht-Wissen ist blinde Ignoranz. Wenn Sie das Tao wirklich zweifelsfrei verstehen, dann ist es wie der leere Himmel. (Das Tao ist etwas Ähnliches wie das Feld der Kreativität.)

Es gibt nur eine Art, auf die Widersprüche des Lebens zu reagieren: Tun Sie, was Sie können.

Schuldgefühle entstehen, wenn wir glauben, wir hätten nicht genug gemacht.

Frustration wird zum Wahn.

Die Buddhisten sagen: „Übe dich im geschickten Handeln!"

Aber was macht man mit dem Einwand, dass man nie genau wissen kann, was bei einer Entscheidung am Ende wirklich herauskommt?

Wichtig ist, überhaupt eine Entscheidung zu fällen.

Vertrauen Sie Ihrem inneren Selbst. Nur wenige Menschen bereiten anderen *absichtlich* Probleme. Selbst dann können Sie jede Erfahrung in eine Gelegenheit zum Lernen verwandeln.

Da fällt mir Arnold in Sydney ein. Seine Ärzte hatten ihm mitgeteilt, dass sein Krebs inoperabel war. Nun könnte man denken, es wäre in diesem Fall am geschicktesten, alle möglichen alternativen Behandlungen aufzusuchen. Er aber entschied anders: „Was denn, ich habe mein Leben gehabt, mein Bier hat mir immer geschmeckt und das Rauchen und ich habe auch gern Fleischpasteten gegessen. Warum sollte ich jetzt etwas ändern?"

Er brachte seine Tage damit zu, in der heißen australischen Sonne zu sitzen, sich zu betrinken, zu rauchen und viel zu essen. Alles, wovon ihm die Ärzte abgeraten hatten.

Nach ein paar Wochen wurde er auf die leuchtend bunten Papageien aufmerksam, wie sie sich Tag für Tag auf seine Krümel stürzten, die ihm herunterfielen. Da dachte er, dass sie ja eigentlich nicht nur die Mahlzeiten, sondern auch den Krebs mit ihm teilen könnten.

Zwei Jahre später kam er gesund und keck wie seine Papageien in unsere Selbsthilfegruppe für Krebskranke, um seine anregende Geschichte mit anderen zu teilen.

Er hatte nie etwas von Visualisieren gehört. Seiner Ansicht nach war Meditieren etwas für Verrückte, und wenn ihm jemand gesagt hätte, Geistführer würden ihm helfen, dann hätte er einen Schluck aus seiner Flasche genommen und rasch das Weite gesucht. Ja, er war ein völlig „normaler" Mensch.

Sehr oft besteht geschicktes Handeln darin, … nichts zu tun.

Doch das ist schwierig. Und es braucht Mut. Der natürliche Impuls ist, etwas zu tun. Unser Ego fordert das ein.

Die Wahrheit ist: Niemand ist perfekt. Wenn wir es wären, dann wären wir schon Heilige geworden.

Über Abraham Lincoln habe ich gelesen, dass er sehr zufrieden damit war, nur in 51 Prozent der Fälle recht zu haben. Das konnte er akzeptieren und erklärte gegenüber Freunden: „Deshalb bin ich der Präsident geworden."

Tun Sie, was immer Sie tun können; was immer sich richtig für Sie anfühlt.

Freiheit im tieferen Sinne entspringt daraus, dass wir voll Vertrauen zustimmen, dass wir unser Bestes geben.

stürmische Wellen,
die gegen unnachgiebige Klippen klatschen,
sind Wut der Natur auf Hindernisse

feuriger Blitz und Donner
verbinden zufrieden
Himmel und Erde

der Verstand sehnt sich nach Stille
und weckt selbst die Schrecken der Nacht

wann werden wir das je begreifen?

29. Atmen

Atmen ist das, was wir *immer* tun.

Wir beginnen damit beim ersten Klaps auf den Po und wir atmen weiter, bis sie den Deckel über uns zuklappen.

Wir atmen nicht allein, um zu überleben. Wenn wir Trauer loslassen wollen, Ängste und Alltagsprobleme, gibt es dafür einen Weg. Wir verbinden uns mit dem *Qi* des Lebens, der Lebenskraft.

Die eigentliche Bedeutung des chinesischen Begriffs *Qi* ist „Lebensaufgabe", wobei die Energie *uns führt*, statt dass wir selbst versuchen, das Universum in unsere winzige Welt einzupassen.

Der Reisepass ist ausgestellt und liegt zur Abholung bereit, vollständig, mit allen Visa, die Sie je brauchen. Die offene Tür vor uns lädt uns ein, in eine mythische, zauberhafte Welt hinauszutreten.

Alles ist möglich. Alles kann geschehen. Die Farben sind leuchtender. Der Himmel ist intensiver blau. Der Horizont hat Muster aus Wachstum, Raum und Freiheit.

→ Atmen Sie tief ein. Es ist alles da – für uns alle.
  Atmen Sie das *Qi* ein.

→ In einem ruhigen Moment atmen Sie langsam ein und füllen zuerst Ihren Bauch mit Luft, so voll wie möglich.

→ Füllen Sie dann die Lungen. Vorsicht, heben Sie nicht die Schultern, während sich Ihr Brustkorb dehnt!

→ Halten Sie den Atem an und zählen Sie langsam 1 ... 2 ... 3 ..., nur solange es sich gut für Sie anfühlt.

→ Atmen Sie normal aus, zuerst aus dem Bauch, leeren Sie dann die Lungen, halten Sie inne und zählen Sie 1 ... 2 ... 3 und so weiter.

Das ist schon alles! Ist doch einfach, oder nicht? Es gibt Bücher und Seminare über das Atmen, doch sie nützen nur, wenn Sie das bewusste Atmen schon verstehen und – noch entscheidender – dauernd üben. An der Supermarktkasse, an der roten Ampel, im Zug, im Flugzeug oder auf dem Schiff.

Einfach den ganzen Tag.

Damit erhöhen wir den Sauerstoffgehalt im Blutstrom. Sauerstoff brauchen wir dringender als alles andere, um unsere Gesundheit zu stabilisieren.

Die komplizierten wissenschaftlichen Begründungen müssen wir jetzt nicht im Einzelnen vertiefen. Zwischen dem Sauerstoff und dem Kohlendioxid läuft eine Reaktion ab, die den Sauerstoffgehalt im Blutstrom erhöht.

Für unser Alltagsverständnis reicht es, die Veränderungen zu bemerken: in der Art, wie wir uns bewegen, denken, mehr Ausdauer und Durchhaltevermögen haben – und die Sonne scheint öfter!

Um unseren Verstand und unsere Herzen so weit zu machen, wie es geht, wenden wir diese Technik an. Sie schenkt uns Friedfertigkeit und bremst unseren rasenden Verstand auf ganz natürliche Weise.

Das führt uns hin zur Kunst des „erfolgeichen" Meditierens.

30. Freiheit von Meditation

Die beste Meditation ist diejenige mit leerem Geist.

Nur gelingt sie eben nicht.

Versuchen Sie es!

Trotz Anleitung durch die tollsten Lehrer kann man den Geist nicht so leicht leeren. Glauben Sie mir, ich habe es probiert. Zehn-Tage-Retreats, ohne zu sprechen. Endlose Nächte, in denen ich dasaß und beobachtete, wie mein Verstand quer durchs ganze Universum sauste. Illusionen, Täuschungen und endlose Verwirrungen. Davon bekam ich nur einen wunden Hintern und einen steifen Nacken. Was ist da zu tun?

Nun, hier ist der Edelstein der Meditation von einem Maharaja:

Tun Sie nichts! Ja, genau! Tun Sie nichts! Schwierigkeiten?

Es gibt verschiedene Formen des Nichtstuns.

Eine ist, in eine Welt der Tagträume abzudriften.

Das bringt uns nicht weiter.

Dann gibt es die Fantasie „Lass uns etwas Großartiges ausdenken!" Das kommt der Sache schon näher, doch alles Großartige, das Sie sich wünschen, weigert sich nur allzu oft, dann auch den Weg in die Welt zu nehmen und da zu sein.

Eine weitere Form ist, sich an den Rat meines großartigen chinesischen Lehrers Dr. Xu zu halten, der immer sagte: „Tu alles ohne Anstrengung." Schon etwas leichter zu machen, aber das ist es immer noch nicht.

Nein, Sie müssen Ihrem Verstand eine einfache Beschäftigung geben! Etwas, was ihn am besten mit *nichts* beschäftigt. Und zwar so, dass gleichzeitig *beide* Gehirnhälften in die Übung einbezogen sind. Habe ich inzwischen schon oft genug betont, dass Sie sich tatsächlich jederzeit daran erinnern: Wir leben in einer praktischen Welt!? Das ist die Welt des einzelnen Verstandes. Der Ort, an dem wir denken, dass wir mit festen Gegenständen umgehen und dass Wirkungen auf Ursachen zurückweisen.

Um abheben zu können, müssen Sie das üben, was ich die „Meditation nach außen" nenne. Sie ist einfach und wirkungsvoll:

→ Beginnen Sie, indem Sie wahrnehmen, wie Sie mit dem Raum um sich herum in Beziehung sind.

→ Lauschen Sie auf die Geräusche.

→ Das Schnarchen Ihrer Partnerin oder Ihres Partners.

→ Vögel, die aufwachen und singen. Ein Zug, der in der Ferne pfeift.

Meditieren Sie in dieser Weise nach außen. Das gibt Ihrem traurigen, kleinen Verstand die Sicherheit, dass Sie wissen, was Sie tun. Dann sendet er das Signal, dass Ihre äußere Umgebung frei von Räubern ist. Dann ist es auch in Ordnung, loszulassen und mit den Wogen der Gedanken dahinzutreiben. Schon bald geht Ihre innere Uhr um die Hälfte langsamer.

Stille steigt auf. Nun lohnt es sich, die Atemübung zu wiederholen. Atmen Sie normal durch die Nase ein. Lassen Sie die Luft zuerst in den Bauch einströmen, dann in die Lungen. Halten Sie den Atem an, so lange, wie es bequem ist, und zählen Sie langsam.

Eins ... zwei ... drei ..., atmen Sie normal aus und halten Sie auch nach dem Ausatmen inne; leeren Sie beim Ausatmen zuerst den Bauch und zählen Sie wieder. Es ist völlig in Ordnung, wenn Sie nach dem Einatmen oder nach dem Ausatmen die

Luft länger anhalten, also weiter zählen können. Machen Sie es einfach ohne Anstrengung. Sie zählen, weil das beide Gehirnhälften beschäftigt; die linke logische und die rechte intuitive. Sie zählen auch, weil Sie Ihre Fortschritte bemerken werden, denn die Zeitspanne, in der Sie den Atem anhalten können, wird länger.

Wie bei allen Übungen ist es auch hier vernünftig, sich mit Ihrem Arzt zu besprechen, falls Sie irgendwelche Gesundheitsprobleme haben.

Jetzt kommt die Zauberei dazu: Berühren Sie beim Atmen mit Ihrer Zungenspitze den Gaumen. Warum? Dafür gibt es zwei gute Gründe. In der Akupunktur ist man sich einig, dass sich am Gaumen die beiden Hauptmeridiane treffen. Durch die Berührung schließen Sie Ihren Energiekreis.

Der zweite Vorteil kommt wieder einmal aus der praktischen Wirklichkeit. Halb verrückten Menschen, die ohne ersichtlichen Grund senkrechte Felswände hochklettern, wird beigebracht, dass sie keine Angst mehr spüren, wenn sie ihre Zunge an den Gaumen legen.

Also, auf zum Klettern in der Wand! Super! Jetzt erkennen Sie allmählich, wie kraftvoll diese Meditation wirkt, wenn Sie jeden Tag geübt wird.

Wenn Sie bei der Vorstellung zittern, Ihrer wütenden Partnerin, Ihrem wütenden Partner gegenüberzustehen oder Ihrem grimmigen Arbeitgeber, dann machen Sie Folgendes: Vor dem Treffen nehmen Sie sich kurz Zeit für die Atemübung, führen Sie sie durch! Bingo – das ist es schon! Keine Angst, ich garantiere es Ihnen. Diese Empfehlung allein ist jetzt schon eine Million Euro wert. Falls Sie sogar Ihren Partner oder Ihre Freunde und Familienmitglieder zum Mitmachen bewegen können, bleibt von Auseinandersetzungen nur ein amüsanter Zeitvertreib übrig.

Sie werden mich dafür lieben, dass ich Ihnen diese Übung gezeigt habe. Natürlich, natürlich haben wir damit auch noch nicht das Ziel erreicht. Sie müssen *immer* so atmen. Was spricht eigentlich dagegen, dass Sie es auch in der Öffentlichkeit tun? Ist das gesetzlich verboten? Sie sitzen gerade im Auto, klopfen nervös aufs Lenkrad und warten darauf, dass die rote Ampel endlich umschaltet? Atmen Sie! Schlafprobleme? Atmen Sie!

Falls Sie aus Neuseeland sind, haben Sie zum Einschlafen vielleicht keine Lust, die Schäfchen zuzählen. Sie atmen besser und dadurch steigern Sie auch noch bewusst Ihre Überlebenschancen! Aber (gibt es denn immer ein Aber?) jetzt kommt noch eine Idee von mir. Beim Ausatmen lassen wir Giftstoffe los – so heißt es normalerweise. Das mag stimmen. Aber ich benutze eine andere Erklärung, um mich als eine Art Taoist zu erkennen zu geben. (Haben Sie das schon gemerkt?) Taoisten glauben, dass unter allen Umständen in jeder unserer Handlungen und in jeder Entscheidung – samt allen Konsequenzen – etwas Positives gefunden werden kann. Das ist umständlich ausgedrückt und meint ganz einfach: Wir können das Ausatmen auch so sehen, dass wir in Wirklichkeit die Pflanzen füttern, die sich riesig darüber freuen, weil sie Kohlendioxid über alles lieben!

Wenn wir auch die Verbindung zum Informationsfeld der Kreativität in vollen Zügen genießen wollen, müssen wir immer noch das Baby baden, den Boden putzen, das Feld pflügen, die Samen säen und die Ernte einbringen.

Vollkommen in diesem Moment zu sein, bei allem, was wir tun – das ist die wirkungsvollste Meditation.

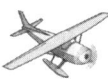 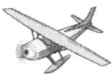

Flug Nr. 108: Flugplan, Cockpit-Check und Flugbericht

Navigieren

1. Halten Sie Ihr Logbuch und Ihren Lieblingsstift bereit.

2. Vergewissern Sie sich, dass Sie entspannt sind und sich wohlfühlen. Legen sie in Gedanken den Sicherheitsgurt an.

3. Kopfhörer über die Ohren, damit Sie die Sphärenmusik hören oder die Anordnungen des höheren Selbst.

4. Dieser Flug dient dazu, eine Route zu planen, die uns zufrieden macht, die wir bewältigen können und die uns aufheitert. Es ist eine Geschichte darüber, nirgendwo anzukommen, ohne von irgendwo abgeflogen zu sein.

5. Schreiben Sie das Datum und die genaue Uhrzeit auf.

6. Wo halten Sie sich gerade auf? Beschreiben Sie Ihre Umgebung. Schreiben Sie auf, welche Gefühle oder Gedanken Sie jetzt haben zu diesem Raum, dieser Wohnung, diesem Baum (falls Sie im Freien faulenzen) oder zu diesem Zug, diesem Flugzeug oder Schiff.

. . . .

7. Welche Emotionen kommen dahinter hoch?

. . . .

8. Wie würden Sie Ihr Ziel gern erreichen? Es gibt verschiedene Möglichkeiten, seinen Weg durch die Welt zu finden. Die erste heißt unter Fliegern Koppelberechnung. Hierbei halten Sie sich vor allem bei gutem Wetter an eine Karte, berücksichtigen Seitenwind und achten auf Hindernisse wie Gebirgszüge. Die zweite Art funktioniert mit Radar, der von einem nichtmenschlichen Signal erzeugt wird (sich aber sicher anfühlt).

Dann gibt es GPS. Eine Stimme sagt Ihnen an jeder Kreuzung, ob Sie abbiegen müssen, korrigiert jeden Ihrer Fehler und zeigt Ihnen ganz genau, wie Sie ankommen.

Die letzte Möglichkeit ist, all das wegzuwerfen und die Route sich ergeben zu lassen, wie es gerade kommt.

Wie sind *Sie* unterwegs? Sind Sie bereit, loszulassen und sich jeden Tag auf eine neue Richtung mit neuem Spaß einzulassen? Fragen Sie sich, ob Sie den Mut dazu haben.

Beschreiben Sie Ihre Gefühle, wenn Sie das leere Papier anschauen, und werfen Sie einmal die Widerstände weg, die Blockaden, die falsche Sicherheit. Fangen Sie jetzt an zu schreiben. Beginnen Sie *jetzt* zu schreiben.

9. Pause

10. Wie sieht in Ihren Gedanken die Landkarte Ihres Lebens von Geburt an aus? Breiten Sie sie aus! Können Sie wirklich sagen, alle Straßen sind eben und gerade? Waren nicht vielleicht die stärksten Kurven

die größten Herausforderungen, die zu den besten Ergebnissen führten? Beschreiben Sie das Wunder der Telefonanrufe, die aus heiterem Himmel kamen. Das Wirken Ihres Geistes [engl. *spirit*], dann die Verbindung Ihrer Seele mit Ihren Aufgaben und Erfolgen.

31. Die Angst überwinden

Der Verstand liebt die Angst.

Er suhlt sich in ihr wie ein riesiges, unbewegliches Nilpferd.

Wir können die Angst nicht einfach mit unserem Verstand überwinden, dazu braucht es eine stärkere körperliche Anstrengung. Es gibt zahllose Ängste – die Angst vor weiten Plätzen, die Angst vor geschlossenen Räumen, die Angst vorm Fliegen … und so weiter.

Ich wuchs in der Canterbury-Ebene auf. Die Gegend macht ihrem Namen Ehre und ist so flach wie ein Billardtisch. Die Straßenbrücke über eine Eisenbahnlinie hieß bei den Einheimischen Semple-Berg, die einzige Erhebung weit und breit.

Für mich war sie unüberwindbar. Ganz egal, wie ich es probierte, ich hatte die größte Mühe, diese Brücke zu überqueren, ohne schweißnasse Hände zu kriegen. Die Jahre vergingen, bis ich das auf einmal nicht mehr akzeptierte.

Ich reiste nach Nepal (*dort sind die höchsten Berge der Welt!*) und vereinbarte mit mir selbst, einen steilen, schmalen Weg 1000 Meter hinauf nach Namche Bazaar zu wandern, zum letzten Dorf am Fuß des Mount Everest. Heute kann ich sagen: Ich habe den Everest mit eigenen Augen gesehen. Ich schaffte es auf diese Höhe hinauf, weil ich dem Sherpa, der unser Gepäck trug, dicht auf den Fersen folgte. Er führte uns zu einer *Gompa*, einem abgelegenen Kloster in 5000 Meter Höhe.

Natürlich gibt es dort keine Telefone, um den Nonnen mitzuteilen, dass wir kommen. Nun, dieser furchtlose Bergsteiger, der lange vor uns ankam, brach vor Angst völlig zusammen, als die

Nonnen ihm genau unser Aussehen beschrieben, lange bevor sie uns *in natura* sahen. Das war zu viel für ihn. Statt über Nacht zu bleiben, wie er geplant hatte, lief er rasch bergab, um im nächsten Dorf zu schlafen. Ich habe nie herausgefunden, ob er seine Angst vor dem Mystischen überwunden hat. Meine Höhenangst war jedenfalls kuriert, nach drei Wochen Wandern über wackelige Brücken und auf ungesicherten Wegen im Himalaja.

Angst entsteht auch aus Unwissenheit. Im Norden Australiens wurden kräftige, junge Polizisten aus der Stadt in die Wälder geschickt. Sie sollten den Umweltschützern Einhalt gebieten, die sich den Holzfällern in den Weg stellten, die die Reste des Regenwalds zerstörten. Die Polizisten waren nicht zu gebrauchen, weil sie sich vor den ungewohnten Geräuschen der Tropennacht fürchteten.

Kinder haben oft das gleiche Problem. Die Nacht kann qualvoll sein und diese Qual lässt sich nur durch ein Nachtlicht im Kinderzimmer lindern.

32. Der Mittlere Weg

Buddha sprach vom Mittleren Weg.

Die Sufis sprechen von der unbeantwortbaren Frage.

Hier einige Worte zum Geleit aus einem Buch der Hindus:

> Ich bin weder der Verstand,
>
> der Intellekt, das Ego noch die Erinnerung,
>
> weder Ohren, noch Zungen,
>
> noch Riechen und Sehen;
>
> noch bin ich Äther, Erde, Feuer, Wasser oder Luft.
>
> Ich bin reine Bewusstseinsglückseligkeit, ich bin Siva,
> ich bin Siva.

Und auch: das grundlegende Paradoxon; das endlose Fragen des Kindes; das Entweder-oder; das Ja und Nein; das verzweifelte Bedürfnis, dazuzugehören, wenn ein Geheimnis geteilt wird.

Diejenigen, die die Antwort *suchen*, werden sie nie erfahren, doch diejenigen, die sie *nicht* suchen, werden sie auch nie finden.

Wenn wir DFR praktizieren, verwenden wir die eigens dafür entwickelte CD *Mind Music* (Erläuterung folgt weiter unten) in Verbindung mit einem kleinen Gedicht:

> Nichts erwarten,
>
> nichts ablehnen,
>
> weder wünschen, noch hoffen,
>
> weder ergreifen, noch wegschieben,
>
> nur ruhen im Raum der Stille und Geborgenheit

Freiheit und Wahrheit liegen auf dem Mittleren Weg, dem Raum zwischen Logik und Fantasie. Dieser Raum lässt sich nicht beschreiben, man kann ihn nur fühlen. Stärke kommt nicht aus dem Glauben oder den Überzeugungen, sondern aus der Erfahrung.

Wenn wir mehr Sinn in unserem Leben suchen, dann müssen wir die Erfahrungen genauer betrachten, die wir gemacht haben. Jede von ihnen ist eine Gelegenheit zum Lernen. Das erfordert Mut. Aber *meine* Erfahrungen zählen nicht mehr als *Ihre*. Kein Mensch kann sie gegeneinander abwägen. Doch eins können wir tun: Wir *können* unsere Lektionen einander ehrlich mitteilen und schauen, ob es für uns „Klick" macht. (Aha, Heureka).

Manchmal ist es absolut schrecklich, hier auf dieser Welt zu sein. Dem Tiger ins Gesicht zu lächeln verhindert nicht, dass du bei lebendigem Leib gefressen wirst!

Buddha sagte: Wenn du Sitar (Gitarre) spielen willst und die Saite zu straff spannst, reißt sie. Ist die Saite zu locker, kannst du keine Musik machen.

Der Mittlere Weg ist der einzig gewisse.

33. Am Ende ...
Leben und Sterben

Nun möchte ich Ihnen eine wahre Geschichte erzählen, die in einer französischen Zeitung abgedruckt war:

Ein Mann mittleren Alters verwandte beträchtliche Zeit darauf, seine Selbsttötung mit größter Sorgfalt zu planen. Ob er Liebeskummer hatte, unheilbar depressiv war oder an den politischen Verhältnissen auf der Welt verzweifelte, das wissen wir nicht. Er wollte um jeden Preis ausschließen, dass sein Plan fehlschlug.

Deshalb kletterte er auf das obere Geländer einer Eisenbrücke und band seine Füße zusammen.

Dann schluckte er eine ganze Schachtel Tabletten.

Das lief schon einmal nach Plan. Nun robbte er bis zum nächsten Stützpfosten, um dort ein langes Seil zu befestigen, dessen anderes Ende er sich mit einem Henkersknoten um den Hals legte.

So weit, so gut.

Den ultimativen Gnadenstoß sollte ihm die Pistole geben, mit der er sich „todsicher" in den Kopf schießen würde.

Das Problem war nur: Als er vom Geländer sprang und hinunterstürzte, zog sich das Seil just in dem Augenblick zu, als er schoss. Er schoss am Kopf vorbei und traf das

Seil. So geriet er ohne jede Absicht in freien Fall, könnte man sagen.

Es würde ein nicht ganz so schneller Tod werden, wie er erhofft hatte, aber seine Füße waren ja immer noch zusammengebunden, sein Bauch war voller Tabletten und das Wasser des Flusses war eiskalt. Wie schade! Im eisigen Wasser musste er die vielen Tabletten erbrechen.

Eine letzte Möglichkeit blieb ihm ja noch.

Und was dann geschah, hätte er auch in einer Million Jahren nicht planen können: Er war unmittelbar neben einem Polizeiboot im Wasser gelandet und die Polizisten zogen ihn sofort aus dem Fluss – einen traurigen, frierenden und enttäuschten Mann.

Wenn Ihre Zeit zu gehen noch nicht gekommen ist, dann bleiben Sie hier.

Und wie ist das mit den Indianern in Nordamerika, von denen man erzählt, dass sie ihren Freunden immer noch „Ciao" sagen können? (Müssten das eigentlich amerikanisch-italienische Indianer gewesen sein? Aber „ciao" bedeutet wohl in allen Sprachen: „Ich gehe jetzt.")

Diese Menschen wissen, wann sie ihre Zeit hier vollendet haben. Sie sind froh und zufrieden, wenn sie genau wissen und spüren, welcher Tag für sie gut zum Sterben ist. Dann wandern sie den Berg hinauf und gehen. Nun, ich schätze, wenn *Sie* achtsam genug wären, um die Zeichen zu deuten, dann könnten Sie ein paar Telefongespräche machen, die offenen Rechnungen bezahlen (oder vielleicht darauf pfeifen), die Familie zum Abschied küssen und dann selig ins Jenseits gleiten.

Was für eine wunderbare Art zu leben und zu sterben in der Gewissheit, dass Sie gar nicht gehen *können*, bevor ein kosmischer Wecker zur abgelaufenen Zeit klingelt, ganz egal, was Sie anstellen! Schönen Tag also!

Sie sind hier, bis Sie fertig sind. Dann ist Ihre Lebensaufgabe erfüllt und ab geht's. Es bringt nichts, schachtelweise Tabletten zu vergeuden, Pistolenkugeln oder die Zeit der Polizisten.

„Naja", höre ich Sie sagen: „Ich könnte mich vielleicht mit diesem Gedanken anfreunden, wenn ich sicher sein könnte, dass die Engel Spalier stehen, um mich dann begeistert zu empfangen in der ewigen Glückseligkeit."

Also, erstens: Glauben Sie nicht alles, was Sie gelesen haben. Die Bibel sagt uns, dass es schwieriger ist für einen Reichen, in den Himmel zu kommen, als durch ein Nadelöhr (oder heißt es dort sogar: durch das Auge eines Kamels?).

Dann lesen wir noch, die „Sanftmütigen" werden die Erde besitzen. Was für ein langweiliger Ort wäre das, wo man da für eine halbe Ewigkeit hingeschickt würde! Bevölkert von Versagern und Schleimern! Wenn das so ist, dann bleibe ich lieber hier!

Mir wurde tatsächlich schon ein Weckruf geschickt ... oder ich sollte mich genauer ausdrücken und sagen, dass es eine „Erinnerung zum Einschlafen" war. Viele Jahre lang hatte ich mich ausschließlich vegetarisch ernährt, ich hatte jahrelang nicht geraucht und ich fuhr mit meinen 57 Jahren regelmäßig Fahrrad, jeden Tag ungefähr 40 Kilometer. Ich war in bester Verfassung. Deshalb war mein Herzinfarkt – gelinde gesagt – eine kleine Überraschung.

Trotz dieser offensichtlichen körperlichen Verfassung rauschte einer der Ärzte des Cornell-Krankenhauses in New York herein, um sein aufgeblähtes Ego aufzuführen. Er teilte mir mit, dass ich nach seiner Schätzung (auf welcher Grundlage?) mit

95-prozentiger Wahrscheinlichkeit nicht überleben würde. Dann ging er beleidigt von der Station, als ich ihm entgegnete, dass ich bei der Wahrscheinlichkeit von 95 Prozent einfach die restlichen 5 Prozent nehmen würde. Ich bin immer noch hier und das nach vielen Jahren.

Das führt uns hin zur Diskussion von Untersuchungen, die die Akademiker ganz für sich vereinnahmt haben: die Nahtoderfahrung. (Die natürlich eine Abkürzung hat, NDE [für *Near Death Experience*; Anm. d. Ü.]. Die Abkürzung wird gerne von den Menschen verwendet, die darüber „Bescheid wissen", oder vielleicht genauer: die zum Kreis der „Eingeweihten" gehören.)

Es kursieren unzählige Bücher und Forschungsberichte zu diesen Phänomenen, im Internet, in Büchereien und bei Seminaren. Wenn die Ärzte keine Vitalzeichen mehr finden und diese Menschen dann doch wieder aufwachen, haben Sie wirklich ungewöhnliche Erfahrungen gemacht. Das soll nicht in Abrede gestellt werden. Aber was ist das überhaupt für eine Art! (Ein größter Akt schierer Anarchie, das Sterben zu verweigern trotz eindeutiger Signale.)

Ich muss zugeben, dass ich bei meiner unerwünschten Nahtoderfahrung nur sehr viel Schwarz gesehen habe, bis ich wieder zu Bewusstsein kam und einen Haufen weißer Kittel um mein Bett herumwirbeln sah.

Im Sinne der DFR-Methode suchen wir aber die Wahrheit hinter der Fantasie und Einbildung. Die Vorstellung, einen langen Tunnel entlangzugehen und am Ende auf ein Empfangskomitee zu stoßen, drückt vielleicht doch eher Optimismus aus als Wirklichkeit. Denn in einem Punkt können wir sicher sein: Es kann überhaupt niemand wissen, wie das Sterben für jeden Einzelnen sein wird.

Wenn es soweit ist, brauchen Sie in genau dem Moment bestimmt keine vorprogrammierte Überzeugung. Die ist vielleicht tröstlich, aber auch die beste Garantie dafür, dass Sie sich mit der falschen Aktentasche unter dem Arm auf den Weg machen.

Der gesunde Menschenverstand weiß doch ganz genau, dass all diese wundervollen Geschichten ausnahmslos von Menschen mit immer noch gültiger Rückfahrkarte erzählt werden.

Das ist so, als ob sie mit ihrem ganzen angesammelten Gepäck zum Bahnsteig kommen, nur um festzustellen, dass der Zug wegen eines unvorgesehenen Streiks ausgefallen ist und heute auch kein Ersatz fährt.

Viele stellen ihr Leben noch einmal auf den Prüfstand und erlauben sich neue Bewertungen ihrer Einstellungen zum bisherigen Verlauf. Sie können die Möglichkeiten neu gewichten und finden meistens sinnvolle neue Wege.

Die vielen Gelegenheiten, als ich Menschen half, wegzugehen ohne Angst und Sorge, haben mich davon überzeugt, dass ein ganz wunderbares Leben nach dem Tod auf uns wartet. Stellen Sie sich vor: Sie könnten einfach packen und weggehen ohne Umschweife und ohne Auflagen, die sich sowieso nur andere ausgedacht haben. Glauben Sie nicht auch, dass es dann am besten wäre, abzuwarten und selbst zu sehen, wie diese wertvollste und persönlichste Reise für Sie sein wird, statt Ihr Erleben mit den Vorstellungen anderer Leute in Einklang bringen zu wollen.

Ich lade Sie ernsthaft ein, nicht mit anderen über diesen vielleicht wichtigsten Teil Ihrer kosmischen Reise zu lesen, zu diskutieren oder zu verhandeln, erst recht nicht Vorstellungen von anderen zu akzeptieren, insbesondere von denen, die aus ihrer Zustimmung Geschäfte machen. Aber seien Sie in jedem Moment bereit, sich zu verabschieden und zu gehen.

Was habe ich gerade gesagt über solche Vorstellungen von anderen? Ich hatte das Privileg (was für ein privilegiertes Leben ich doch habe, ... übrigens wie Sie, wenn Sie es akzeptieren), mich im Potala-Palast umzuschauen, zusammen mit einer Gruppe von Mönchen. Wir wurden in einen Raum voll grotesker, überlebensgroßer Statuen geführt. Nach tibetischer Ansicht beginnt die Reise ins Jenseits mit diesen hässlichen, bedrohlichen Bildern, mit denen der Sterbende konfrontiert wird. Dafür gibt es eine psychologische Erklärung: Während sich der physische Körper löst, kann sich der Sterbende in diesen Personifizierungen noch einmal mit allen Irrtümern und Ängsten auseinandersetzen, die sich in einem normalen Leben voller Verwirrungen und Missverständnisse angesammelt haben. Sie als Wesen zu sehen ermöglicht aber doch die Einsicht, dass sie nur Lichtschwaden sind, die sich auflösen, wenn man sich weder von ihnen beeindrucken noch beeinflussen lässt.

Wer DFR praktiziert, übt sich darin, den eigenen Tod nicht zu fürchten. Das ist die Voraussetzung dafür, anderen zu helfen, die verschreckt und verwirrt sind. Aber nicht etwa durch Gespräche oder durch Bekehrungsversuche bis zum letzten Atemzug. Bedauerlicherweise fürchten sich allzu viele religiöse Menschen so sehr davor, dem großen Schöpfer zu begegnen, dass sie mehr Schrecken verbreiten, als das arme Opfer ihrer Versuche genau dann braucht.

Hier ist dazu die Geschichte des 80-jährigen Charlie aus Australien. Sie spielt ganz früh in meiner Lehrzeit als ehrenamtlicher Berater in der Selbsthilfegruppe für Krebskranke in Sydney.

Charlie litt schon seit einigen Monaten an Kehlkopfkrebs, konnte nicht mehr deutlich sprechen und war ans Bett gefesselt. Seine Frau rief mich an, weil er seltsam reagierte, und fragte, ob ich ihn besuchen könne. (Sie hatte keine klare Vorstellung, wie ich ihm helfen könnte, doch sie wollte unbedingt, dass jemand da war.)

Schon an der Tür flüsterte sie mir zu: „Ich habe keine Ahnung, was er da macht." Ehrfürchtig vor der besonderen Atmosphäre und schweigend betrat ich das Krankenzimmer, setzte mich neben das Bett und nahm seine rechte Hand.

Nach zehn Minuten Stille begann Charlie, ganz deutlich zu sprechen. Ich schaute neugierig zu seiner Frau hinüber, die an der anderen Seite des Bettes saß und seine linke Hand hielt. Ihre Augen waren vor Staunen riesengroß.

Er sprach ganz ruhig mit geschlossenen Augen: „Hey, dort ist Frank; er trägt den Pullover, den du ihm gestrickt hast. Und da ist … (eine alte Schulfreundin).“

Charlies Frau flüsterte mir zu: „Aber diese beiden Leute sind vor vielen Jahren gestorben!“

Er redete zehn Minuten lang weiter, dann wandte er sich mit einem kleinen Ruck zu seiner Frau und seine Kehle schnürte sich wieder zu, sodass er nicht mehr richtig sprechen konnte. Wir saßen da. Er atmete ruhig. Sie machte ein besorgtes Gesicht und versuchte die Situation zu verstehen.

Im nächsten Moment wandte er sich mir zu, doch mit geschlossenen Augen: „Da ist Tony (er beschrieb ihn) und meine Mutter“, und nannte noch mehrere Leute. Dann sagte er wie im Vertrauen zu mir: „Ich lerne, stimmt's? Hier war ich doch schon oft, oder?“ In seiner Stimme schwang ein Hauch von Triumph mit.

Was habe ich gelernt? Als er in meine Richtung schaute und so deutlich sprechen konnte, da war ein Gefühl des Loslassens zu spüren, der völligen Bereitschaft zu gehen. Doch als er sich seiner geliebten Frau zuwandte, sah ich, dass er zuckte und in die „wirkliche“ Welt zurückkam.

Das war für mich eine Lehrstunde über das Verhaftetsein eines geliebten Menschen an diese Welt. Seit dieser Zeit ist mir klar, dass Nahestehende und Verwandte tatsächlich die eigene Abreise verzögern können.

Ich sprach ein Dankgebet für Charlie.

Im Sterbeprozess gibt es Momente, in denen der Sterbende den Raum braucht, mit seinen Gedanken schon dort zu sein, wo er sich hinwendet; es gibt andere Momente, in denen es angebracht ist, mit Umarmungen und Küssen die Liebe und Nähe auszudrücken. Aber danach ist das Zurücktreten in die Stille wichtig, in der sich Neues ereignen kann.

Empfindsame Begleiter spüren leicht, ob der Sterbende hier in der Welt ist oder ob er gerade in sich geht auf seiner einzigartigen Reise. Dieses Wissen hilft und erleichtert den Prozess. Trotz der Trauer kann jeder den Übergang unterstützen, so gut es möglich ist, ohne durch eigene Angst oder Verzweiflung störende Kräfte ins Feld der Veränderungen zu schicken. Hier hilft besonders die Anwesenheit einer einfühlsamen Person, die nicht zur Familie gehört und deshalb nicht persönlich von dem Abschied überwältigt wird. Sie kann in die Stille hinein ein Gefühl der Freude und des Glücklichseins, der Vollendung und der Würdigung dieses erfolgreichen Menschenlebens ausstrahlen, während sie gleichzeitig die Hand des Reisenden hält oder den Angehörigen Halt gibt. In der chinesischen Welt zünden die Angehörigen Räucherstäbchen und Kerzen an, um den Übergang zu erleichtern. Sterben ist im Wesentlichen eine Zeit des Alleinseins und des einsamen Erlebens. Das Augenmerk muss deshalb ganz auf der Arbeit *vor* dem Weggehen liegen.

Wer vor dieser Reise steht, schlüpft nicht plötzlich einfach aus seiner Haut (außer bei einem Unfall, bei plötzlichem Tod oder bei einigen anderen Ursachen, die wir im nächsten Kapitel genauer betrachten werden); er gleitet vielmehr hinein und wieder hinaus und probiert die neue Erfahrung mehrere Tage lang aus, wobei er sich langsam vom physischen Körper löst.

Mit DFR sind wir nicht nur um die Sterbenden bemüht. Es ist uns in gleichem Maße daran gelegen, dass die weiterlebenden Angehörigen so wenig wie möglich um ihre Verstorbenen trauern. Denn aus unserer Erfahrung mit dem Feld der

Existenz wissen wir, dass diese Form des Festhaltens ihren Fort-
gang stören kann. Wer mag, kann sich einreden, dass es ein
Wiedersehen gibt. Doch das ist im Grunde nur ein tröstlicher
Gedanke.

Statt Trauerkleidung zu tragen und traurig zu weinen – warum
schicken wir den Freund nicht lieber mit Glückwünschen los,
gratulieren ihm, dass er ein gutes Leben vollendet hat, und
wünschen ihm eine gute Reise?

Es gibt nur zwei Dinge, deren wir uns sicher sein können: erstens, dass wir in diesem Moment leben und atmen. Das Zweite sage ich immer allen Skeptikern, dass nämlich 100 Prozent
meiner Patienten sterben, egal, wie geschickt ich ihnen durch
ihre Schwierigkeiten hindurchgeholfen habe.

34. Sterben und nicht gehen

Jutta lebte in der Nähe von Hamburg, glücklich verheiratet mit einem „liebenswürdigen, gelassenen Mann", der mit ihrer langen Ehe zufrieden war.

Plötzlich war er so aufgebracht und getrieben, dass er sie umbringen wollte, und bald nicht nur sie, sondern auch Freunde und sogar Fremde.

Am 20. März 2005 fragte sie mich am Telefon, ob ich helfen könne. Schon seit drei Monaten war er in der Psychiatrie und bekam starke Medikamente, ohne dass sich sein Zustand gebessert hatte.

„Wie kann so ein netter Mann plötzlich gewalttätig werden und völlig die Kontrolle verlieren?", fragte sie.

Mit meiner Vermutung zur Ursache seines Traumas erkundigte ich mich: „Ist in Ihrer Familie oder in Ihrem Freundeskreis kürzlich jemand gestorben?"

Ein ganz langes Schweigen am anderen Ende der Leitung.

Ihr Verstand arbeitete fieberhaft. Da dämmerte Jutta eine neue Erkenntnis, die all ihre Ehejahre und so vieles, was bisher unverständlich geblieben war, in ein neues Licht tauchte. Das war der Grund für die Hölle der letzten drei Monate.

Schluchzend erzählte sie ihre Geschichte:

Ja, es stimmte: Weniger als zwei Wochen nach dem Tod ihrer Mutter fingen die Anfälle ihres Mannes an. Die Mutter war immer gegen diese Ehe gewesen. Sie hatte den Mann sogar in Schwierigkeiten mit der Justiz gebracht. Aus reiner Bosheit hatte sie seine Firma in den Ruin getrieben. Nie hatte sie ehrlich über ihn geredet, sondern mit Gehässigkeit falsche Gerüchte über das Privatleben der Eheleute gestreut. Sie muss ein wirklicher „Kotzbrocken" gewesen sein.

Ich brauchte nichts weiter zu erklären.

In dieses Schweigen hinein sagte sie nur: „Meine Mutter ..."

Meine Rolle bestand dann darin, ihr behutsam zu zeigen, was sie bereits wusste, aber nicht verstanden hatte. Das ganze Gespräch ging von ihr aus. Ich spiegelte ihr einfach jede ihrer Bemerkungen zurück. Es ging nur darum, ihr zu helfen, die Abneigung zu überwinden, die immer wieder aufstieg: „Meine Mutter ..."

Wenn wir wirklich gesund und erfüllt leben wollen, müssen wir noch einmal klar zwischen dem Möglichen und dem Wahrscheinlichen unterscheiden.

Das heißt, wir wollen die Beschränkungen der westlichen Wissenschaft aufgeben, weil die Wissenschaft außerhalb der Labore die Welt so oft zu Gier und Missachtung anstiftet. Es ist an der Zeit, den Mut zu haben und die umfassenderen Welten wahrzunehmen, die in zahlreichen eingeborenen Kulturen der Welt überlebt haben.

Es ist beispielsweise möglich, dass manche Menschen im Sterbeprozess stecken bleiben und weiterhin auf diese physische, greifbare, augenscheinlich „wirkliche" Welt ausgerichtet sind.

Viele Jahre habe ich mit diesen Fragen zugebracht. Ich kam zu dem Schluss, dass in 30 Prozent der seltsamen, unerklärlichen Fälle nicht verkörperte Seelen eine Rolle spielen. Das sind alle Seelen, die noch nicht in die unsichtbaren Welten übergegangen sind.

Für *Japaner* ist die Aussage nicht ungewöhnlich, dass 80 Prozent der Menschen unter solchen Eindringlingen leiden. Nach der traditionellen *chinesischen* Überzeugung beeinflussen sogar alle Seelen aller Vorfahren jeden Gedanken und alle Taten.

Natürlich ist das *möglich* …, Millionen von Menschen können nicht völlig irren …, doch um zu einer sinnvolleren Diskussion über die Wahr-scheinlichkeit dieser Phänomene zu finden, müssen wir unseren Unglauben „außen vor lassen" und unvoreingenommen die Hinweise gelten lassen, bis wir sie verstehen.

Und die sind sehr überzeugend. Psychiater, Psychotherapeuten und Psychologen wissen schon lange, dass es in ihren Fachgebieten „weiße Flecken", unerforschte Bereiche gibt, wo ihre Methoden versagen. Bei einigen Formen von Schizophrenie beispielsweise haben sie sehr wenig Erfolg, bei multiplen Persönlichkeiten, bei bestimmten Phobien und – was eine noch größere Herausforderung bedeutet – bei Menschen, die in ihrem Kopf Stimmen hören.

Es gibt viele Untersuchungen und Veröffentlichungen zu diesem Thema und die Ergebnisse ähneln sich. Solche Fälle von „Besetzung" oder „Besessenheit" scheinen einherzugehen mit einem chronisch niedrigen Energieniveau, mit Charakterschwankungen oder Stimmungswechseln, mit anhaltend impulsivem Verhalten, Drogen- oder Alkoholmissbrauch. Die Menschen erleben ohne ersichtlichen Grund plötzlich einsetzende Ängste, Depressionen oder körperliche Probleme und sprechen nur sehr widerwillig oder erregt über dieses Thema.

Die Vorstellung, dass es Gespenster (*ghosts*), Geister (*spirits*) und nicht verkörperte Wesenheiten gibt, ist gründlich widerlegt worden. Doch nutzen Horrorfilme diese Situation und sind eine Quelle der Angst und Verzweiflung besonders für Menschen, die sich mit dem Gefühl herumschlagen, dass sich irgendetwas immer wieder in ihr Leben einmischt.

Freilich kann man nicht wissen, wie viele Menschen darunter leiden. Wenn man sich dazu bekennt, ist das Risiko hoch, in

einer geschlossenen Anstalt zu landen und bis zur Bewusstlosigkeit mit Medikamenten vollgestopft zu werden, nicht zu
vergessen, die schrecklichen Haarschnitte, die Krankenhaus-
kost und die endlosen Scrabble-Runden, denen man dort le-
benslänglich ausgeliefert ist.

Es ist deshalb ratsam, sich zu arrangieren. Das machen die
meisten und Freunde oder Kollegen würden nie etwas Ungewöhnliches vermuten. Nur sehr wenige suchen überhaupt
Hilfe.

Schlechte Aussichten also, bleibt denn nur Verzweiflung? Nein.
Ausgebildete Fachleute können helfen. DFR zu lernen und
seine Anwendung hilft in besonderer Weise, die notwendige
Kraft zu finden, um solche Verwirrungen zu überwinden.
Wenn man es erst einmal tut, wird das Unmögliche auf einmal
kinderleicht und geschieht beinahe von alleine, als würde man
zuschauen, wie sich im trüben Wasser der Lehm absetzt, wenn
man es lange genug ruhig stehen lässt.

Während ich hier sitze und dies schreibe, würde ich Sie am
liebsten an der Hand nehmen und behutsam durch das Labyrinth aller religiösen oder quasi-wissenschaftlichen Umwege
und der vielen modernen falschen Auslegungen alten Wissens
führen.

Nehmen wir einmal an (und dafür lassen wir jetzt den einge-
fleischten Unglauben außen vor), dass ich richtig liege und dass
es Seelen gibt, die aus vielen Gründen diese Welt nicht verlassen
haben.

Die Gründe können vielfältig sein: ein tödlicher Unfall, eine
Überdosis an Drogen, übermäßiger Alkoholkonsum (besonders wenn man zur Zeit des Todes betrunken war), Anhaftung
an materielle Dinge – wie ein Haus, Hingabe an das Geld-
scheffeln und, sehr häufig, übermäßige Anhaftung an geliebte
Menschen oder an ein Haustier.

Diese Vorstellungen sind in vielen Kulturen nicht ungewöhnlich. Den Chinesen ist es, wie wir gesehen haben, ein ständiges Bedürfnis, die Ahnen bei Laune zu halten, weil sie diese unsere Welt überhaupt nicht verlassen und sehr wohl die Karriere, das Einkommen und die Familienplanung beeinflussen, falls sie nicht recht zufrieden sind.

In asiatischen Ländern können Sie Pappnachbildungen von Fernsehgeräten, Autos, Häusern, Möbeln und Geld kaufen, die voller Respekt zum Tempel gebracht und in einer Zeremonie für die Geister der Familie verbrannt werden.

Andere Kulturen von Russland bis Polynesien haben viele ähnliche Rituale entwickelt, damit die Geister auch sicher weggehen. Zum Beispiel werden nach einem Todesfall drei Tage lang alle Spiegel und glänzenden Oberflächen im Haus zugehängt, damit der Geist nicht sein eigenes Spiegelbild sieht und bleibt.

Diese Bräuche sind kulturübergreifend. Ganz egal, wo wir leben, sind ähnliche Überzeugungen entstanden und werden seit Urzeiten befolgt.

Um sicherzustellen, dass die Geister ihr Ziel erreichen, liegt ein Hilfsmittel in allernächster Nähe. Es heißt ganz einfach: Liebe.

Nein, nicht das Hirngespinst einer bedingungslosen Liebe, ist sie doch so unmöglich aufrechtzuerhalten, wie man in einem Iglu Spiegeleier braten kann. Sie ist nur eine Ablenkung von den täglichen Herausforderungen, denen man sich stellen muss, wenn man durchs Leben mit möglichst wenig Narben kommen will. (Fahren Sie in Los Angelos auf der Autobahn – und ihre bedingungslose Liebe zu allen Menschen schwindet im Nu, wenn diese dauernd versuchen, Sie rasch ins Grab zu bringen.)

Was wir tatsächlich finden und benutzen können, ist eine Liebe, die auf gesundem Menschenverstand beruht; auf der Schönheit der Natur und unser aller Recht, uns zu täuschen und zu widersprechen und immer noch anerkannt zu werden, wenn wir andere Ideen kreativ vertreten.

Jutta brauchte sich nur an eine liebevolle Begebenheit mit ihrer Mutter zu erinnern (so selten sie so etwas auch erlebt haben mag). Auf diesem fliegenden Teppich kann ein Geist in den freudvollen Zyklus der Existenz hinübergleiten.

Erfreulicherweise wurde Juttas Mann aus dem Krankenhaus entlassen, und zwar genau eine Woche, nachdem ich ihr das Wesen von *Whakapapa* erklärt hatte und die Notwendigkeit, ihre Mutter loszulassen. Sie hatte recht bald das Gefühl und die Zuversicht, dass er wieder er selbst war.

Es gab keine psychotischen Episoden mehr, keine Medikamente. Ja, in einem Telefonat sechs Monate später versicherte sie sogar, dass diese sechs Monate die besten ihres gemeinsamen Lebens waren.

Liebe, so scheint es, ist alles, was gebraucht wird.

Wenn wir mit DFR arbeiten, uns also auf liebende Freundlichkeit einlassen, dann finden wir es nicht förderlich, nach den Gründen zu forschen, warum ein Geist geblieben ist. Manchmal ist es ganz offensichtlich wie bei Jutta; doch in anderen Fällen überhaupt nicht. Es genügt unsere Anwesenheit, wir stellen unsere Zeit und Erfahrung zur Verfügung, und das betroffene Wesen wächst derweil in ein neues Verständnis hinein und in die enorme Erleichterung, wenn es loskommt von Verwirrung und Wahn.

Unsere Rolle ist die eines Vermittlers, der für den Handschlag zwischen zwei ungleichen Parteien sorgt. Die Erleichterung, wenn dies gelingt, ist deutlich zu spüren, das Leben wird leicht, die Freude hat Raum, in uns zu tanzen. Den Detektiv spielen zu wollen und das Wer, Was, Warum und Wie zu erforschen, hält die Schwere fest und ist ein wesentlicher Stolperstein auf dem Weg zur Freude und zum Erfolg.

Ich soll Ihnen nun in einem Satz erklären, wie Exorzismus funktioniert? Ganz einfach, er funktioniert gar nicht! Die Angst hat nie die Angst bezwungen.

Wie soll man aber mit Poltergeistern umgehen? Fast die gesamte Literatur beschreibt die Schrecklichkeiten um junge Mädchen herum, die von irgendwelchen Wesenheiten besetzt sind.

Zunächst einmal haben genauso viele Jungen mit diesem Problem zu tun. Und wir stellen fest, dass bis auf seltene Ausnahmen der „Poltergeist" verschwindet, wenn eine Störung in der Familie aufgelöst wird. Daran ist überhaupt nichts Gespenstisches.

Das Phänomen lässt sich ganz einfach der hohen Energie eines pubertierenden Kindes in einer gestressten Familie zuschreiben. Dort unterdrücken Kinder ihre unterbewussten emotionalen Spannungen. Deshalb ist es so tragisch, dass vielen Medikamente verschrieben werden, die ihrerseits die Ursache für lebenslange Krankheiten werden können.

In der modernen Gesellschaft fehlt eine überzeugende kraftvolle Initiation. Kindern fehlt damit meiner Überzeugung nach der entscheidende Übergang von der Kindheit zu ihrem Angenommensein als reifes Mitglied der Erwachsenenwelt. Ich bezweifle, dass es in „primitiven" Gesellschaften viele Fälle von Poltergeistern gab.

Mitunter peinigen sowohl Poltergeister als auch „anhaftende Seelen" gleichzeitig eine Familie. Jack und Norma, ein junges Paar, lebten in Heidelberg, einem Vorort der australischen Stadt Melbourne(!). Sie hatten zwei Kinder, den sechsjährigen Michael und die zweijährige Joyce.

Ihr Leben hätte wunderbar sein sollen! Doch genau das Gegenteil war der Fall.

Von dem Moment an, als sie ein ganz normales, gemietetes Haus in einer ruhigen Allee bezogen, ereigneten sich seltsame Dinge.

In den Nächten wachte Jack ständig schweißgebadet auf, doch das Zimmer fühlte sich gleichzeitig sehr kühl an (– im Sommer ist das allein in Melbourne schon seltsam!).

Norma erlebte alle bekannten Auswirkungen einer Besetzung. Wenn sie eingeschlafen war, wachte sie bald wieder auf mit dem Gefühl, unter einem Kissen zu ersticken. Oftmals entdeckte sie morgens lange Kratzer auf ihrem Rücken.

Die kleine Tochter schien unbeeinflusst, doch die Persönlichkeit ihres Sohnes veränderte sich, er wurde so aggressiv und zerstörerisch, dass er von der Schule verwiesen wurde.

Als würde das nicht reichen, zerbarsten mehrere Male die gläsernen Lampenschirme eines Leuchters im Wohnzimmer, als beide Kinder auf dem Teppich spielten. Das ganze Zimmer war mit Scherben übersät, außer der Stelle, wo die Kinder saßen. Nie wurden sie von einem Splitter getroffen.

Das war ein seltener Fall von Poltergeistaktivität und einer gleichzeitigen Besetzung.

Damals hatte ich sieben Schüler und eines Abends trafen wir uns in genau diesem Haus. Nach einer Einführung meditierten wir ein Weilchen.

Plötzlich begann eine Schülerin zu singen, und zwar ein ungarisches Wiegenlied, wie wir später erfuhren. Norma reagierte erstaunt. Sie begann zu zittern und zu weinen.

Niemand hatte gewusst, dass unsere Freundin, die gesungen hatte, aus Ungarn stammte; ebenso wenig wussten wir, dass auch Norma in Ungarn aufgewachsen war. Unglaublich, dieses Lied hatte ihre Mutter ihr regelmäßig vorgesungen! Norma hatte es seit ihrer Kindheit nicht mehr gehört.

Wir weinten alle.

Am nächsten Tag, ja, schon am nächsten Tag rief Michaels Lehrer bei Norma und Jack an, um ihnen mitzuteilen, dass die Schulkonferenz ihrem Sohn eine zweite Chance geben wollte.

Nicht nur das, die Spannungen in der Familie waren vergessen. Keine schlaflosen Nächte mehr, keine Kissen mehr über dem Kopf.

Drei Monate später hörte ich, alles sei in Ordnung; das war meine letzte Nachricht von ihnen. Trotzdem hatten sie sich schon vorher entschlossen, umzuziehen. Die Reaktion des Immobilienmaklers war recht unerwartet:

„Es überrascht mich nicht, dass Sie ausziehen. Wir haben immer wieder enorme Schwierigkeiten, dieses Haus zu vermieten, und nie bleibt einer lange."

Poltergeister „haften" fast immer an Menschen und ziehen mit ihnen von einem Ort zum nächsten; bei einem Spuk hingegen bleibt der Geist an den Ort gebunden.

Das Paradebeispiel eines Spuks ist das berühmte Geisterschloss. Doch es kann ein ganz normales Haus gewesen sein, in dem jemand lebte, ein Haus, das jemand besonders liebte oder in dem jemand eine wunderbare Zeit verbrachte und es deshalb nicht verlassen wollte. Diese Art des Spuks kann Jahre, sogar Jahrhunderte andauern, solche Geister verlassen einen Ort nie. Sie folgen den Menschen nicht.

Sie sind im Grunde genommen wie die Maus, die brüllte. Je dringender sie Hilfe brauchen, desto mehr rumpeln sie mit Möbeln, lassen Gegenstände verschwinden oder erzeugen Illusionen, die den besten Magier hinters Licht führen. Skeptiker? Pfff! ... Sie tanzen um die Skeptiker, haben Spaß an der Herausforderung und lachen über die großspurigen besserwisserischen Meinungen.

Die Geister brauchen nur eine ordentliche Portion liebende Freundlichkeit und schon verschwinden sie. Meist lassen sie als nettes Abschiedsgeschenk eine neue Weltsicht zurück.

Hier folgt eine Geschichte, die ich besonders mag. 1985 arbeitete ich in der Trigonen-Klinik in Stavanger im südlichen Norwegen.

Ingrid und ihre Tochter baten mich um Hilfe. Sie waren beide in einem Haus aufgewachsen, das die Familie schon seit vielen Generationen bewohnte. Wegen ihrer Arbeit mussten sie dauerhaft nach Schweden umziehen. Das Vernünftigste war, das Haus zu verkaufen. Sie brachten es auf den Markt, aber kein Käufer zeigte Interesse. Vier Jahre lang hatte sie und ihre Tochter alles mögliche versucht, doch niemand wollte das Haus ansehen. Das Haus stand jahrelang leer.

Mit verzweifelter Stimme rief sie mich an und fragte, ob ich ihr irgendwie helfen könnte.

Bereitwillig nahm sie meine Erklärung auf, dass wahrscheinlich der Geist ihrer Mutter den Verkauf des Hauses verhinderte, das so viele Generationen in der Familie war.

Ihre Tochter jedoch wollte von solchen Geschichten überhaupt nichts wissen. Für sie war die Vorstellung, dass ihre Großmutter ihr Leben jetzt noch beeinflusst, zu weit hergeholt.

Das änderte sich gründlich, als wir die Treppe hinaufgingen, ins frühere Schlafzimmer ihrer Großmutter. Dort hingen Kleider im Schrank, die die beiden noch nie gesehen hatten. Besonders gut erinnere ich mich an ein hübsches rotes Kleid, wie Ingrids Mutter es geliebt haben könnte.

Sie versicherten mir, dass nie jemand anders im Haus gewesen war. Und die schweren Schlösser an Türen und Fenstern schienen das zu bestätigen.

Wir gingen wieder nach unten. In Gedanken waren wir bei diesem Rätsel und sprachen über die Großmutter. Ich hörte von wunderbaren Erinnerungen, wie sehr die Großmutter die weiten Felder und den Wald um das Haus geliebt hatte. Bedauerlicherweise waren jetzt ringsum nur Häuser und eine Autobahn zu sehen.

Ein zärtliche Erinnerung war die, dass sie einmal beobachteten, wie die Großmutter die Rehe verjagte, die kamen und die

Blumen in ihrem kleinen Garten fraßen. Jetzt bestand wenig Hoffnung, dass ein Reh den Weg hierher durch all die Straßen finden würde. Während wir so dasaßen, sahen wir alle drei draußen auf dem Rasen ein prächtiges Reh, das in der Nähe des Wohnzimmerfensters Blumen kaute.

Wir reagierten alle gleichzeitig. Wir sahen alle drei dasselbe silberbraune Reh. Und wir staunten alle drei!

Vielleicht hätten wir ruhig sitzen bleiben und beobachten sollen, doch unser spontanes Gefühl war, hinauszugehen und uns zu vergewissern, ob das wahr war. Natürlich war weit und breit kein Reh zu sehen, auch nicht in Nachbars Garten. Aber lief uns vielleicht ein Schauer den Rücken hinunter? Ja, natürlich – und wie!

Dann überkam uns ein Gefühl des Friedens. Ob das, was wir gesehen hatten, wirklich war oder nicht, spielte keine Rolle mehr. In dem langen Schweigen gingen wir nach innen. Wir saßen da auf diesen bequemen Stühlen und schauten von einem zum andern. Wir wussten alle drei auch ohne Worte, dass die Großmutter zu Besuch gekommen war und nun bereits wieder hinüberging in ihren eigenen Frieden und in ihre wohlverdiente Ruhe.

Ist das nur eine rührselige Geschichte, die eine besorgte Ingrid und ihre Tochter beruhigen sollte? Können wir sicher sein, dass meine Absicht, ihnen zu helfen, nicht nur meiner Vorstellung entsprungen war? Vielleicht. Wir wissen es nicht.

Aber eins war sicher und ist so real wie das Cent-Stück in Ihrer Tasche: Eine Woche später war das „unverkäufliche" Haus verkauft!

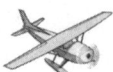 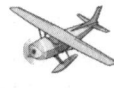

Flug Nr. 109:
Flugplan, Cockpit-Check
und Nachflugbesprechung

Passagiere

1. Halten Sie Ihr Logbuch und Ihren Lieblingsstift bereit.

2. Vergewissern Sie sich, dass Sie entspannt sind und sich wohlfühlen. Legen Sie in Gedanken den Sicherheitsgurt an.

3. Kopfhörer über die Ohren, damit Sie die Sphärenmusik hören oder die Anordnungen des höheren Selbst.

4. Prüfen Sie Ihr Cockpit. Prüfen Sie das Wetter. (Abhaken) Sind Stürme zu erwarten? (Abhaken) Genügend Treibstoff für die Dauer dieser langen, langen Reise? (Abhaken) Genug Durchhaltevermögen, um bis zum Ende auszuhalten? (Abhaken) Sind Sie bereit und gerüstet für die Reise? (Abhaken). Alles nicht benötigte Gepäck gut verstaut? (Abhaken)

5. Kontrollieren Sie die Passagierliste. (Wen nehmen Sie mit?)

6. Schreiben Sie das Datum und die erwartete Abflugzeit auf – rechnen Sie mit einer Verspätung.

7. Pause.

8. Teilen Sie die Seite Ihres Logbuchs in vier Spalten auf.

9. Schreiben Sie in die linke Spalte die Namen der Menschen, die Sie wirklich lieben und die Sie gern auf diese Reise mitnehmen würden.

   . . . .

10. Schreiben Sie in die nächste Spalte Menschen, die Sie kennen und denen Sie neutral gegenüberstehen. Leute wie Ihren Briefträger, Nachbarn, den Busfahrer. Menschen, die Teil Ihres Lebens sind, zu denen Sie aber keine persönliche Verbindung haben.

    . . . .

11. Die dritte Spalte, die schwierigste, ist die Liste der Personen, die Ihnen zugesetzt haben, die Sie irgendwie verletzt haben.

    . . . .

12. Alle anderen gehören in die vierte Spalte. Ist es nicht interessant, wenn wir von „den anderen" sprechen, denken wir automatisch an Engel, Waldfeen, Außerirdische, Geister und Spukerscheinungen? [Anm. der Übers.: Im deutschen Sprachgebrauch ist uns diese Assoziation nicht so geläufig.] Doch wenn Sie die Ideen und Gedanken dieses Buches aufmerksam aufgenommen haben, müssen Sie mir zustimmen, dass es weit mehr gibt, als die wissenschaftlichen oder religiösen Lehrbücher zugestehen. Es gibt wunderbare Geister der Ahnen und der geliebten Menschen, außerdem möglicherweise Geistführer, die alle dort oben im Kontrollturm sitzen und sich schieflachen über unsere Blindflugpossen!
    In diese vierte Spalte schreiben wir nur ein polynesisches Wort – *Whakapapa*. Wörtlich bedeutet es

„Schicht über Schicht", wir übersetzen es mit einer Bedeutung, die alle Vorfahren, unsere Kinder, alle Wesen, alle Moleküle, alle Atome und das ganze Feld der Kreativität mit einschließt.

13. Schreiben Sie quer unter alle Spalten auf der Seite in großen farbigen Buchstaben:

IST DAS NICHT INTERESSANT?

35. Das Überleben
[Survival of the Fittest]

Und was ist mit Dr. Xu?

Ich möchte Ihnen von Dr. Xu erzählen und damit von der verblüffendsten Fügung überhaupt.

Und von dem riesigen Glück, Gloria Loew zu treffen, und wie sie mir eine gute Freundin und Kollegin wurde.

Wir wissen aber schon, dass es keine Zufälle gibt. Das sind nur Ereignisse, die sich wie Tautropfen am Morgen im Spinnennetz aneinanderreihen und in der Sonne wie Juwelen strahlend leuchten. Einen Moment lang erregen sie unsere Aufmerksamkeit, dann lässt das Leuchten nach und sie sind einfach auf ihrem Platz als ein Teil unter all den anderen irgendwo in der komplexen Netzstruktur.

Alles begann so dramatisch, wie es bei guten Geschichten sein sollte.

Die Szene spielt auf der Intensivstation eines Krankenhauses in New York. Dort liegt ein Mann (ich) und steht an der Schwelle des Todes. Er ist an allen möglichen und unmöglichen Körperstellen an Kabel und Schläuche angeschlossen.

Doch was ist das? Er weigert sich, niedergeschlagen zu sein. Er neckt die Schwestern mit seinen Vorstellungen von seltsamen Heilungen. Er ist heiter, lächelt und sieht seine Chancen positiv. Kurz gesagt, er ist nicht der Patient, der mitmacht.

Darüber hinaus scheint er Stunden damit zuzubringen, dass er nur atmet. Eigenartig.

Man kann sehen, wie er einatmet und den Bauch mit Luft füllt, dann seinen Atem anhält und dann ausatmet ... Pause ... dann wieder einatmet ... „Guten Morgen" ... und wieder ausatmet, wobei sein Körper in sich zusammenfällt wie ein angestochener Fußball mit einem Loch ... „Sieht nach schönem Wetter aus heute" ... Er atmet ein ...

Hm, ... könnte ein Fall für die Psychiatrie sein, ... er scheint etwas zu murmeln, ... hören Sie genauer hin: ... „Atme ein ... pumpe den Sauerstoff in den Blutstrom. Atme genug Kohlendioxid aus, damit alle Pflanzen im gesamten afrikanischen Urwald genug kriegen ... Atme ein ..."

Wer hätte wissen können, dass ich Qigong übte, die älteste Körperübung, die je aufgezeichnet wurde? Qigong hat eine lange Geschichte und verbessert die Lebenskräfte mit geringstem Aufwand, es ist die einfachste Art, sich mit dem Feld der Kreativität zu verbinden ..., das heißt, mit der Urquelle des Ganzen in Berührung zu kommen

Doch Gloria, die damals schon eine gute Freundin war, interessierte sich gerade nicht so sehr für philosophische Gespräche. Sie machte sich mehr Gedanken darüber, wie sie mich sicher aus dem Krankenhaus heraus und in ihr geräumiges Haus auf der anderen Flussseite verfrachten konnte, von Manhattan nach New Jersey. So zogen Galina und ich also ein paar Kilometer nach Westen um.

Als klinische Psychologin hat Gloria Menschenkenntnis. Mehr als das, sie hat sich ihre Neugier bewahrt, neue Ideen und andere kulturelle Sitten und Gebräuche zu erforschen.

Deshalb kam es eigentlich nicht ganz unerwartet, dass sie einige Zeit vorher, als ich in einer Hotelsuite im Herzen Manhattans mit Patienten arbeitete, bei mir auftauchte, voller Interesse und *Lebendigkeit.*

Nach ihrer Sitzung ging sie ohne den geringsten Zweifel daran, dass etwas in Gang gekommen war. Am nächsten Tag kam sie zu einer weiteren Sitzung und konnte eine interessante Geschichte erzählen.

„Ich bin stocksauer auf dich", lächelte sie, „denn nach der Sitzung war ich in einer solchen Hochstimmung, dass ich auf der Autobahn vier Stunden lang in die falsche Richtung fuhr und zu spät zu meinem nächsten Patienten kam. Da dachte ich mir: ‚Wenn diese Arbeit so wirkt, dann schaue ich sie mir besser etwas genauer an.'"

Das bestätigt wieder meine Beobachtung, dass – falls es keine Zufälle gibt – jede und jeder von uns immer schon zur richtigen Zeit am richtigen Ort sein muss.

Ein tröstlicher Gedanke.

In derselben Hotelsuite arbeitete ich, als Jane kam. (New York, ach New York, was für eine wunderbare Stadt für großartige Geschichten!)

Zunächst wusste ich nicht, dass sie Nachrichtenredakteurin beim Fernsehsender CBS war. (Sie wirkte ganz normal!) Wie üblich fragte ich sie nicht nach ihrem Problem, sondern bat sie einfach, ein Kärtchen auszufüllen und zu unterschreiben. Darauf erklärte ich, dass ich kein ausgebildeter Arzt bin und dass sie sich an einen Arzt ihres Vertrauens wenden solle, falls sie krank sei. Das brachte sie überhaupt nicht aus der Fassung und so gingen wir in den Nebenraum, für ihre Zeit der Ruhe. Sie schien sich zu entspannen, als ich meine Hände auf ihre Schultern legte, doch als ich ihren Kopf halten wollte, wurde sie deutlich aufgeregt. Normalerweise ist das Gefühl, wenn jemand Ihren Kopf hält, ohne ihn zu manipulieren, ohne ersichtliche Absicht und ohne Übergriffe, das herrlichste Gefühl, das man sich vorstellen kann. Viele Menschen beschreiben es als ein Moment der Vertrautheit.

Sie entspannte sich dann doch wieder, aber sobald ich fertig war, sprang sie auf und war wie ein verschrecktes Kaninchen zur Tür hinaus.

Wie gewonnen, so zerronnen, dachte ich.

Aber wenn es keine Fortsetzung gäbe, hätte ich diese Geschichte gar nicht erst zu erzählen brauchen.

Später kam eine ihrer Kolleginnen zu mir, das sind also Leute in einer Fernsehredaktion, die täglich Geschichten über Tragödien und Schrecknisse schreiben. Sie bemerkte, dass Jane den unglaublichen Mut gehabt hatte, ihnen in der Redaktion von ihrer Erfahrung zu erzählen. Obwohl Janes Mutter sie davor gewarnt hatte, zu solchen Gestalten zu gehen, die womöglich ihre Patienten hypnotisieren und dann über ihre Geldbörsen herfallen und sie plündern, sodass die Opfer sich hinterher nicht mehr erinnern können, wo sie Geld und Kreditkarten verloren haben, trotz dieser gründlichen Warnung hatte Jane beschlossen, sich auf das Abenteuer einzulassen.

Als sie bei mir ankam, war sie mit solchen Gedanken so durcheinander, dass sie ihre Geldbörse im Empfangszimmer liegen ließ. Das erklärte die *Aufregung*, die ich während der Arbeit bei ihr wahrgenommen hatte. In genau dem Moment, als sie dachte: „Mutter hatte recht, ich hätte darauf achten sollen, meine Geldbörse nicht im Nebenzimmer liegen zu lassen, wahrscheinlich durchwühlt seine Frau sie gerade jetzt! Und ich bin mir sicher, er hypnotisiert mich und stiehlt mir meine Perlenohrringe ...“ Genau in diesem Augenblick sah sie sich selbst zur Zimmerdecke hinaufschweben und auf ihren Körper hinunterblicken, der auf dem Bett lag. Das war eine echte spontane außerkörperliche Erfahrung (OBE). [OBE ist die englische Abkürzung für *Out of Body Experience*.]

Davon hatte sie noch nie gehört. Hat ihr das genützt? Durchaus. Vor allem öffnete sie sich für eine spirituelle Dimension in ihrem Leben. Sie hatte damit die Zuversicht gelernt, der Kraft ihres inneren Gefühls zu vertrauen. Was war mit den Ohrringen und der Geldbörse? Sie waren einfach nicht mehr so wichtig.

Das erinnerte mich an die Situation, als mein Verstand sich mit dem drohenden Strafzettel beschäftigte – und der Zauber setzte ein ... Hier war nun wieder jemand, dessen Verstand völlig mit einem eingebildeten Trauma in Beschlag genommen war, und der Zauber übernahm die Führung. Das Feld schien nicht einmal einen Unterschied zu machen, ob der Behandler oder der Patient so beschäftigt war. Für Jane war das Erlebnis, wie für mich auch, ein Moment der DFR-Agape, der hingebenden Liebe ohne Gegenleistung im Feld der Tiefenentspannung, ein Moment des Wunders und tiefer Erkenntnis. Und jetzt lasse ich *Sie* an diesem Moment teilhaben.

Wenn wir dem Verstand etwas anderes geben, womit er sich beschäftigen kann, dann kommt – egal, woran wir denken – die Natur wie ein Märchenprinz dazu und schwuppdiwupp!, wird Dornröschen aus tiefem Schlaf geküsst zu einem reichen Leben in neuem Glück. Natürlich kann niemand erwarten, dass der Märchenprinz täglich auftaucht!

Für den Fall, dass er gerade nicht die Dornenhecke zerschneidet, haben Sie die Utensilien für ein kleines Zauberkunststück zur Verfügung, und zwar die CD *Mind Music*. Die Wiederholung bestimmter Rhythmen und Wörter bringt den Verstand ins Gleichgewicht, gibt ihm etwas, worauf er sich konzentrieren kann, während er *nichts* erwartet und *nichts* ablehnt. Er ruht sich einfach in dieser Leere aus.

In Wirklichkeit steht den Menschen, die mutig genug sind herauszufinden, was mit dem Verstand so alles geschieht, eine lange Reise bevor.

Hier wenden wir uns wieder Dr. Xu zu, einem kleinen, schlanken chinesischen Herzchirurgen, der in Australien lebt und eine beeindruckende Persönlichkeit ist. Sein Name wird ausgesprochen wie das englische Wort *shoe* oder das deutsche *Schuh*. Dr. Schuh also. Wie das bei ausländischen Vornamen häufig vorkommt, ist der richtige Name für Fremde kaum auszusprechen, deshalb nahm er den Vornamen Jim an. Vielleicht stand ihm nie jemand nahe genug, der ihm erklärt hätte, dass sein gewählter Name im Englischen wie *Dr. Gym Shoe* klang, auf Deutsch also *Dr. Turnschuh*.

Er war früher Chefchirurg an einem chinesischen Krankenhaus gewesen, bis er während der Kulturrevolution degradiert wurde. Dann putzte er fünf Jahre lang Toiletten, bis es ihm gelang, nach Australien zu fliehen. Dort reichten seine Qualifikationen aus, dass er rasch die Zulassungsprüfungen bestand und sich wieder leidenschaftlich den Herzoperationen widmen durfte.

Unglücklicherweise erkrankte er an Lungenkrebs und ließ sich auf die Methoden der westlichen Medizin ein; man entfernte ihm die halbe Lunge und seine Überlebenschancen standen sehr schlecht.

In diesem Fall sah er kaum eine andere Wahl, als sich seinen kulturellen Wurzeln zuzuwenden.

Er studierte daraufhin alle Kräuter der Traditionellen Chinesischen Medizin und ihre Zubereitungsarten, bevor er nach China zurückging, um dort die Kunst und Wissenschaft des Qigong gründlich zu erlernen.

Damit war er aufgewachsen und er hatte Qigong als wirksame Therapie in Erinnerung sowie als die beste Möglichkeit, seine Philosophie und den physischen Körper miteinander in Einklang zu bringen.

Er kannte den Namen eines Krankenhauses in der Umgebung von Peking, das berühmt war für seine Erfolge bei der Behandlung von Krebs- und Herzpatienten mit Qigong, immerhin 7000 Patienten pro Monat.

Er lernte Qigong noch einmal neu und übte täglich ungefähr sechs Stunden lang. Dann kehrte er voller Energie, mit einer guten Atmung und einer neu gewonnenen Lebenserwartung nach Australien zurück.

Als ich nach dem Herzinfarkt fit genug zum Reisen war, machten auch Galina und ich uns auf den Weg nach Australien.

Was brauchte ich zu dieser Zeit dringender als alles andere? Einen hervorragenden Lehrer und die Gelegenheit, meine Übungen und mein Studium von Qigong zu verbessern, die ich vernachlässigt hatte.

Kann es ein Zufall sein, dass genau das Haus, das wir in Richmond (Melbourne) mieten wollten, Dr. Xu gehörte und, was noch toller war, dass er nebenan wohnte?

Zuerst war es uns Westlern fast unmöglich, diesen chinesischen Weisen davon zu überzeugen, dass wir uns ernsthaft genug auf ein langes Studium einlassen wollten, denn das war erforderlich. Er wusste, dass viele Menschen im Westen glauben, ein paar Wochenenden würden ausreichen, um diese Kunst zu meistern. Wenn sie nur die 200 Millionen Menschen rings um den Globus sehen könnten, die täglich gewissenhaft Qigong üben! Alle, die sich daranmachen, gründlich auch die Verästelungen und Feinheiten des Qigong zu lernen, erkennen bald, dass es ein lebenslanges Lernen und Bemühen erfordert.

Hinzu kommt natürlich auch das Studium der zugehörigen Philosophie, die genauso wichtig ist wie die Körperübungen.

Während die Kampfkünste – Tai Chi, Kung Fu und so weiter – zur Verteidigung entwickelt wurden, geht es bei Qigong um inneren Frieden durch sanfte Bewegungen und die Atmung; ein wahrhaft anmutiger Tanz in den Harmonien des universellen Feldes.

Unsere fortgesetzten Überredungskünste erweichten Dr. Xu schließlich doch. Anfangs gab es täglich vier Stunden Qigong.

Dann reduzierten wir auf eine Stunde pro Tag – doch die spezielle Atmung übten wir den ganzen Tag bei jeder Gelegenheit. Wie herrlich, wie unglaublich!

Und was für eine Leidenschaft! Um zu beschreiben, wie wir an diesen Mann, einen wahren Meister, geraten sind, greifen wir auf die Wenn-Sätze zurück und landen in der fantastischen Welt der Möglichkeiten.

Die kennen Sie auch: „wenn nur", „wenn möglich" oder „was wäre, wenn …"

Wenn ich nur dieses vollkommen unerklärliche Herzproblem nicht gehabt hätte, dann hätte ich nie erlebt, wie es sich anfühlt, völlig energielos zu sein. Wenn ich das nicht gespürt hätte, dann hätte ich die Kraft und Wirkung des Qigong nicht wirklich verstanden, noch wäre ich ein Lehrer dieses Wegs geworden.

Was wäre, wenn mich östliche Philosophien nicht so fasziniert hätten und ich nicht so viel darüber gelesen hätte?

Wie wäre alles gekommen, wenn ich nicht die taoistische Übung des *wu wei* (handeln, ohne zu handeln) gekannt hätte?

Wenn ich mich nicht entschlossen hätte, im Norden Australiens Rad zu fahren (hier kommen jetzt die Perlen im filigranen Netz), wäre ich nicht nach Hongkong gekommen … und weiter nach Norwegen … USA … und so weiter. Noch hätte ich meine Begabung gefunden und die Möglichkeiten, sie mit anderen zu teilen.

Die Entwicklung und das Unterrichten meiner Qigong-Übungen, die ich *The Flying Bird Exercises* nenne [zu Deutsch: Übungen des fliegenden Vogels], vollenden den Kreis meiner körperlichen, mentalen und spirituellen Bemühungen. Sie beruhen auf einer grundlegenden östlichen Sichtweisen des Universums.

In poetischer Sprache werden dort korrektes Atmen, mühelose Bewegungen und eine klare Absicht als „die drei himmlischen Perlen" zusammengefasst.

Sie sind die entscheidenden Werkzeuge für das Verstehen und Erfahren der Einheit mit der Natur, mit dem Universum und mit allem, was ist.

Flug Nr. 110:
Flugplan, Cockpit-Check
und Flugbericht

Nach den Sternen greifen

1. Halten Sie Ihr Logbuch und Ihren Lieblingsstift bereit.

2. Vergewissern Sie sich, dass Sie entspannt sind und sich wohlfühlen. Legen Sie in Gedanken den Sicherheitsgurt an.

3. Kopfhörer über die Ohren, damit Sie die Sphärenmusik hören oder die Anordnungen des höheren Selbst.

4. Schreiben Sie kein Datum und keine Zeit oben auf diese Seite.

5. Von jetzt an fliegen wir ohne sichtbare Unterstützung.

Wir fliegen jetzt tatsächlich in den Weltraum hinaus und gleiten schwerelos dahin.

Wir sind über das laute Geschwätz des Verstands hinausgegangen. Dorthin, wo die Stille uns gestattet, den Nektar des Nichtwissens einzuatmen, die Bewegung der Sinne zu hören und ganz entspannt und friedlich das Alles im Einen zu sehen.

Von jetzt an zeigt uns unser Logbuch, dass unsere regelmäßigen Einträge alle folgerichtig aus der reinen Strömung der universellen Gesetze der Einheit aufsteigen.

Gesetze, die Buddha in seinen Weisheitsworten aufgezeigt hat: Das Leiden überwinden, indem man das Leiden anerkennt.

Oder Krishna in seiner Aussage: Das Schlachtfeld ist der Verstand. Oder Laotse in seinem Satz: Alles entwickelt sich am besten, wenn man es zulässt. Oder Tolstoi: Das Königreich Gottes ist in dir. Oder Jesus: Liebe deinen Nächsten wie dich selbst. Oder die Quantenphysik: Wenn Sie sich bewegen, bewege ich mich auch.

Und Clif? Was sagt er noch?

„Ich weiß nicht."

„Ich weiß nur, ich gebe mein Bestes, so gut ich kann."

Und das Heilen geht weiter.

36. Erfahrungsberichte

Einige Schüler, die fast alle meine DFR-Ausbildung abgeschlossen haben, teilen mit Ihnen gerne ihre Erfahrungen, wie sie sich persönlich und als Behandelnde weiterentwickelt haben. Viele Menschen überall auf der Welt sind jetzt bereit, das unerträgliche Lebensmotto „Alles für mich und nichts für die anderen" auszulöschen und durch den freundlich umfassenden Ansatz zu ersetzen: „Ich und du und wir alle zusammen!" Viel Spaß beim Lesen dieser Geschichten! Aber denken Sie immer daran: Keine einzige und kein einziger Mensch, dabei sind Sie eingeschlossen, ist irgendwie mehr oder weniger nützlich, inspirierend oder spirituell weiter entwickelt als irgendjemand anders.

Mögen Sie Freude und Spaß gewinnen im Kennenlernen der wirksamen Werkzeuge, die in den Geschichten ausgebreitet werden!

[Clif Sanderson gibt auch in Deutschland Seminare zu DFR. Nähere Informationen beim IAK GmbH – Forum International (Kirchzarten) über: www.iak-freiburg.de. Anm. des Verlags]

*

Die Meditationen, das Chanten und die Heilungsübungen mit dir waren eine Erfahrung, die meinen Geist und vor allem mein Herz geöffnet hat. Besonders hat mir gefallen, dass du darauf bestanden hast, dass wir unseren eigenen Erfahrungen folgen und nicht nach dem gehen, was jemand anders verlangt. Der allerersten Meditation, die du anleitetest, konnte ich komplett folgen, ohne einzuschlafen (was sonst meistens passiert) und ohne mich von ständig auftauchenden Gedanken forttragen zu lassen. Ich glaube, ich habe etwas sehr Bedeutsames für mich gelernt. Es ist einfach toll, zu erfahren, dass wir jemand durch unsere liebevolle Absicht heilen können; manchmal macht mir das aber auch Angst.

Fiorella (Italien)

*

Vielen Dank, dass du mich an deiner Erfahrung hast teilhaben lassen!!! Ich war wieder zu Tränen gerührt. Doch der tiefste Schmerz, den ich empfinde, ist meine Unfähigkeit, die ganze Liebe zum Ausdruck zu bringen, die ich in mir weiß, ... und jetzt die enorme Erleichterung, dass ich einen Weg gefunden habe, diese ganze Liebe auszudrücken, jetzt kann mein Herz langsam aufbrechen. Jetzt kann ich den Schmerz anschauen, den ich mir nicht erlauben konnte zu fühlen, weil es keinen Ausweg zu geben schien. Jetzt gibt es einen. Die Erleichterung, wieder „ich sein" zu können ..., das genügt. Dass ich helfen kann! Deine Unterstützung bedeutet mir so viel!

Awanui (Holland)

*

Meine Schwester hatte starke Schmerzen im Arm und in der Schulter und litt unter Schlaflosigkeit. Sie wollte schon zum Arzt gehen und sich eine Schmerzspritze geben lassen. Sie konnte fast nichts mehr machen mit ihrem Arm und es fiel ihr schwer, sich um ihre einjährige Tochter zu kümmern. Ich bot ihr eine Heilsitzung an, bei der ich auch deine entspannende Musik eingesetzt habe. Ich bat sie, ihre Erfahrungen aufzuschreiben. Hier sind ihre Aufzeichnungen: Unmittelbar nach der Sitzung war der Schmerz noch da, doch im Laufe des Tages merkte ich, dass ich nicht mehr ständig an ihn dachte. Ich fühlte mich sehr friedlich und leer. Am nächsten Tag war der Schmerz fast weg. Nach einer Woche ist der Schmerz völlig weg und ich kann sehr gut schlafen. Seitdem ist der Schmerz nicht mehr aufgetreten. Ein kleiner Schritt für die Menschheit, doch ein großer Schritt für mich!

Martin (Holland)

*

Vor einigen Wochen führte ich ein Healing durch, bei dem ich nur die Hände auflegte. Am nächsten Tag fiel mir auf, dass mein Arm überhaupt nicht mehr wehtat, der mehr als drei Monate lang so geschmerzt hatte, dass ich kaum meinen kleinen Sohn heben konnte. Wegen meiner Kinder hatte ich fünf Jahre lang nicht gearbeitet. Ich brenne ich wirklich darauf, mehr zu machen. Es ist wunderbar, dass ich dich endlich gefunden habe. Der Zeitpunkt war wohl gerade richtig, um die Verbindung wieder herzustellen.

Karina (Australien)

*

Die Sorgen und Ängste, die mich davon abhalten, mein ganzes Potenzial einzusetzen, werden immer klarer; und es ist an der Zeit, sie loszulassen und aufzugeben. Ich dachte, ich hätte sie schon aufgegeben, doch meine Träume haben mich eines Besseren belehrt. Meine ehrlichen Gefühle lassen mich wissen, dass ich diese schweren Energien (Sorgen, Ängste) wirklich loslassen muss. Und all das geschah ganz natürlich und leicht, dank des Geschenks DFR.

Afsaneh (Holland)

*

In dem Moment, als ich dir die letzte E-Mail schickte, wurde mein ganzer Körper warm und begann zu zittern und ich ging ins Bett. Ich hatte diese wundervollen Erkenntnisse und sah einige Dinge in meinem Leben sehr klar. Selbst dir nur zu schreiben erweist sich als heilsam!

Awanui (Holland)

*

Meine Tochter wachte bis zu fünf oder sechs Mal pro Nacht auf, weil sie zahnte. Das ging mehrere Wochen so. In den letzten fünf Tagen habe ich ihr einige Minuten lang meine Hände auf die Schultern gelegt, bevor sie ins Bett ging. In diesen fünf Nächten schlief sie von acht Uhr abends bis acht Uhr morgens durch, ohne aufzuwachen! Mach dir keine Gedanken: Ich bleibe bescheiden und halte „Bruder Ego" außen vor, wenn ich ihn nicht brauche.

Martin (Holland)

*

Wolfgang ist Landwirt und lebt in der Nähe von Linz in Österreich; gleichzeitig lernt er DFR. Er liebt unser Chanting und unsere Meditation. Als er einmal hinter seinem Hof arbeitete, glitt ihm die Kettensäge aus der Hand und hätte ihm fast den Finger abgetrennt. In seinem Schockzustand spürte er den Schmerz nicht, bis er an seinen Wagen kam und die zehn Kilometer zum Krankenhaus fuhr. Dann setzte der Schmerz ein. Mit zunehmendem Schmerz begann er, immer lauter zu chanten. Dann hörte der Schmerz seltsamerweise ganz auf. Im Krankenhaus sang er in Gedanken weiter. Im Operationssaal waren die Schwestern erstaunt, dass sein Blutdruck normal blieb, was bei einem schweren Trauma ungewöhnlich ist. Wir sahen ihn einige Monate später und sein Finger war völlig in Ordnung.

Von anderen Lehrern unterscheidest du dich dadurch, dass du mit dem Lehren und Verbreiten von DFR eine der wirkungsvollsten Methoden zum Aufwachen entwickelt hast und weitergibst, die ich je erlebt habe. DFR ist praktisch und zutiefst spirituell. Zutiefst spirituell, weil es den Verstand zur Ruhe bringt und eine tiefere Bewusstseinsebene erfahren lässt, in der die wirklichen Antworten liegen – Liebe, Frieden, Klarheit, Respekt ... DFR ermöglicht mir das und ich habe genau wie du erlebt, dass viele Menschen von der Liege aufstehen und strahlend sagen, sie seien nach Hause gekommen. Wir brauchen, wie du sagst, die Erfahrung, nach Hause zu kommen. Für mich bedeutet das, DFR so viel wie möglich zu lehren, voranzutreiben und zu verbreiten. ... Da ich mein Leben dem Heilen widmen will (muss), möchte ich dem heilenden Feuer so nahe wie möglich sein und so viel Ausbildung „mitnehmen" von dieser Energie, wie es nur geht.

Awanui (Holland)

*

Luke riss sich kürzlich seinen Zehennagel teilweise ab und verletzte das Nagelbett, deshalb war seine große Zehe gestern ganz rot und geschwollen. Das tat so weh, dass er nicht schlafen konnte. Ein Schmerzmittel half nicht. Aus heiterem Himmel hielt er dann inne und sagte bestimmend: „Du legst jetzt deine heilenden Hände auf." Das machte ich im Halbschlaf, danach schlief er rasch ein. Am nächsten Morgen waren Rötung und Schwellung verschwunden, er erwähnte seine Zehe überhaupt nicht mehr! Und er ist erst zwei Jahre alt! Wieder gab mir das so viel Vertrauen, dass DRF bei mir wirkt und dass Liebe wirklich die stärkste Verbindung dafür ist.

Karina (Australien)

*

Was für ein Wochenende, so viel ist da für mich passiert! Endlich habe ich diese Veränderung vollzogen und fühle mich besser als in den ganzen letzten Monaten. Ich musste mich nur anderen Menschen gegenüber öffnen und die Tatsache akzeptieren, dass ich anderen helfen kann. Jetzt klingt das so leicht. Jetzt fügen sich die Puzzleteile zusammen. Ich bin wieder lebendig und frei, etwas aus meinem Leben zu machen. Ja, ich habe ein Ziel. Ich weiß nicht, was es ist, aber ich werde es eines Tages herausfinden. Mir ist aufgefallen, dass alle meine Ängste nach dem Workshop verschwunden waren. Es war nicht leicht, aber ich bin froh, dass ich teilgenommen habe.

Esther (Holland)

*

Bei deinem ersten Seminar lag ich auf dem Sofa, weil ich Fibromyalgie habe. Später probierte ich, einige Freunde zu heilen, und erzielte gute Ergebnisse. Eine Freundin sagte mir, sie sei sofort ruhig geworden und habe in dieser Nacht so gut geschlafen wie seit Monaten oder Jahren nicht. Eine andere Freundin berichtete, ihre Schmerzen, ihre Nervosität und Angst seien weg. Eine weitere Freundin erzählte mir, zwei Tage nach dem Healing habe sie sich körperlich sehr schlecht gefühlt und Ängste tauchten auf, doch später sagte sie, es sei sehr gut, dass das alles hochgekommen sei. Seit vielen Jahren bin ich in der Rolle der Patientin und ich bin glücklich und dankbar, dass ich jetzt auch anderen eine kleine Hilfe sein kann.

Melanie (Deutschland)

*

Eine Schalterangestellte in meiner Firma hat schon seit zwei Wochen Urlaub, weil ihr Mann, ein Polizist, den zweiten Nervenzusammenbruch hatte und sie ihn zu Hause betreuen muss. Springe ich ein oder nicht? ... Vielleicht langsam und wenn sich die Situation ergibt. Lauter Alltagsgeschehnisse, alle im Kreis der wenigen Arbeitskollegen. Ich kann DFR anbieten, doch die Menschen müssen sich auch dafür entscheiden. Eine andere Arbeitskollegin, die sechzigjährige Diane, hat sich ihr Handgelenk an einer Stange angestoßen, als sie nach einer Tasche griff. Drei oder vier Tage lang schwoll die Hand an, sie konnte ihre Ringe nicht mehr ausziehen und schon die Reparaturarbeiten waren für sie sehr schmerzhaft. Am Ende der Woche klagte sie, sie könne nicht mehr arbeiten. Ich fragte sie, wo sie ihr Handgelenk angestoßen habe (an der Oberseite); ich tastete ihr

Handgelenk ringsum ab, den Arm hinauf und unter die Achsel, um zu sehen, ob sich etwas „draußen" oder „verkehrt" anfühlte. Klick, da bewegte sich etwas wie eine Sehne unter dem Arm und plötzlich sagte sie, es sei besser. Und *voilà*, die Schwellung in ihrer Hand ließ nach. Innerhalb von fünf oder zehn Minuten konnte sie ihre Ringe wieder ausziehen (was mich ziemlich überraschte).

Roger (Australien)

*

Seit dem Seminar haben mich viele Menschen – Freunde, mein Arzt und Passanten auf der Straße – gefragt, warum ich so strahle. Sie fragten mich nach etwas „Intaktem, Geheiltem und Leuchtendem" in meiner Ausstrahlung. Was hast du während des Seminars mit uns gemacht? Ich bin sehr froh darüber! Oft haben mich verschiedene Menschen gefragt, vor allem wegen des Glanzes in meinen Augen und in meinem Gesicht und wegen der warmen Energie, wenn sie sich in meiner Nähe aufhalten. Und ich versuche, ihnen mit meinen Händen und durch das Gespräch zu helfen. Du hast recht mit der Aussage, Wörter seien nur Wörter, doch nach meiner Erfahrung kann ich oft mit der Energie hinter den oder um die Wörter helfen. Falls sie reden wollen, in Ordnung, dann reden wir; falls nicht, dann arbeite ich nur mit meinen Händen. Häufig mache ich beides, weil mein Arbeitsgebiet der Umgang mit und die Bewältigung eigener Krankheit ist.

Elisabeth (Schweiz)

*

Ich habe mich gefreut, dich am Wochenende getroffen und von deiner Arbeit erfahren zu haben. Ich muss sagen, das hat meine Sichtweise auf meine eigene Arbeit stark beeinflusst. Begünstigt durch das Treffen am Wochenende hat sich ein subtiler, sanfter, aber recht tief greifender Wandel in meinem eigenen Glaubenssystem vollzogen; wahrscheinlich ist es keine Überraschung, dass ich immer noch leicht taumele.

Ruth (Deutschland)

*

Danke für deine fantastische CD mit der *Mind Music*. Wir hören sie sehr gern und sie berührt uns sehr. Was wir von deiner Arbeit kennengelernt haben, schätzen wir als sehr wertvoll. Aus unserer Sicht könnte es auch für andere Freunde wertvoll sein.

Susanna (Österreich)

*

Wir begegneten uns letzten Sommer im *Tao Garden*, in Thailand. Ich heiße Marlene. Ich erinnere mich gern an euch beide und ich denke oft an euch; an eure Liebe und aufrichtige Freundlichkeit, eure Wärme und euren Frieden. Seitdem ist bei mir viel passiert. Mein ganzes Leben hat sich verändert. Ich spüre jetzt so viel Frieden und Liebe in mir, so viel Liebe für mich selbst und erst jetzt kann ich wirklich Liebe für jemand anderen in meinem Leben empfinden. Das ist wunderbar. Ich hoffe, wir sehen uns bald wieder, ich möchte euch gerne vieles mitteilen und euch immer wieder sagen, wie glücklich ich bin!

Marlene (Holland)

*

Ich schreibe dir nicht, weil ich neugierig bin, sondern um mit dir in Kontakt zu sein und um dich wissen zu lassen, dass ich dir nahe bin. Ich weiß zwar nicht, wie, aber ich würde gern mit dir verbunden bleiben und dir helfen, falls du etwas brauchst. Ich umarme dich.

Bruno (Italien)

*

Ich möchte dir von ganzem Herzen für dieses wundervolle Wochenende danken, das wir wieder hatten. Ich habe schon mit DFR gearbeitet. Alle meine Klienten sind begeistert. Ich bin erfüllt von Dankbarkeit, Liebe und einer mentalen Verbindung mit allem. Das Licht und die liebevolle Energie machen mir deutlich, was für mich in solchen Momenten wichtig ist.

Silvia (Deutschland)

*

Ich möchte dir danken für den sehr erhellenden Vortrag bei *Alternatives* in London. Er hat mir ungeheuer gut gefallen. Obwohl ich mich immer als „gute Heilerin" betrachtet habe, staunte ich über den Unterschied in meinem Energieniveau am nächsten Tag. Ich halte Yogakurse in einer Mädchenschule. Einige Mädchen haben oft kein Interesse. Doch diesmal war es außergewöhnlich. Mindestens sechs von ihnen kamen nach dem Kurs auf mich zu und teilten mir mit, sie sähen Engel und fühlten sich sehr geliebt. Ich konnte mich nicht einmal mehr an die Hälfte dessen erinnern, worüber du in deinem Vortrag sprachst. Sehr wohl aber erinnere ich mich, mich wirklich zurückzunehmen und zuzulassen, was immer von selbst fließen will, ohne dass sich das Ego einmischt. Und es hat fantastisch funktioniert!

Janie (Großbritannien)

*

Das Meiste, was ich gelernt habe, stammt von dir. Den Rest habe ich durch außergewöhnliche Erfahrungen mit dir als Begleiter und Tutor gelernt. Wenn ich jetzt immer noch nicht verstehen würde, wäre ich wirklich dumm! Wann immer ich schwierige Zeiten durchmache oder Gesundheitsprobleme habe, tröstet mich das Wissen, dass du mir nahe bist. Es spielt keine Rolle, wo du dich aufhältst oder dass wir nicht auf die konventionelle Art miteinander kommunizieren können. Ich weiß, du weißt es, wenn die Zeiten rau sind, und du unterstützt mich. Ohne dich wäre mein Leben ganz anders und wahrscheinlich recht leer.

Frank (Hongkong)

*

Ich hatte einen Termin bei meiner Masseurin. Ich wusste, dass ihr Neffe im Juni bei einem Unfall ums Leben gekommen war (– er fiel bei einem Türkeiurlaub vom Hotelbalkon). Jedesmal wenn sie über ihn sprach, war sie noch so traurig und fing an zu weinen. Deshalb bot ich ihr DFR an, sie willigte ein. Ich fühlte mich so willkommen, als ob das ganze Feld uns von allen Seiten zujubelte. Nach vierzig Minuten öffnete sie ihre Augen und sagte, sie sei ihrem Neffen begegnet und habe mit ihm sprechen können. Sie habe ihm Fragen gestellt und Antworten bekommen. Sie war sehr dankbar.

Karin (Österreich)

*

Nichts erwarten, nichts ablehnen,
nichts wünschen, nichts hoffen
weder ergreifen, noch beiseiteschieben,
nur ruhen in einem Raum der Stille und Geborgenheit.

37. Fragen und Antworten zu DFR

Hier gebe ich Antworten auf Fragen, die sich Anfängern mit DFR häufig stellen. Vielleicht helfen Ihnen die Antworten weiter, wenn Sie nach neuen Möglichkeiten und Hilfe für sich selbst suchen.

Was ist DFR?

Deep Field Relaxation, die Tiefenfeldentspannung, habe ich seit vierzig Jahren entwickelt und sie ist eine Übung, die körperliche und emotionale Veränderungen sowie Veränderungen in Beziehungen möglich macht, ohne dass wir vorgeben, die tief sitzenden Ursachen zu kennen. Es ist die Kunst, sich zu gestatten, in einen ruhigen und sorgenfreien Zustand hineinzugehen. Das erschließt Ihnen die Möglichkeit, Ihre eigene Verbindung und Teilnahme am Bestreben der Natur nach einer Existenz in Harmonie zu spüren. DFR bereitet nicht nur den Weg für *praktische* Lösungen, es inspiriert, erhellt und erfrischt Ihre Seele.

Manche Menschen kennen diesen Zustand unter dem Begriff „Nullpunktfeld", denn wenn der Verstand sich entspannt, folgt ihm der Körper und das Universum oder die göttliche Präsenz offenbart sich *ohne* unser bewusstes Bemühen. So können wir die Einheit mit allen und allem erfahren. Dafür müssen wir nur aus dem Weg gehen und der Natur ihren Lauf überlassen.

Kann man DFR falsch anwenden?

Entscheidend ist, daran zu denken, dass Ihre Aufgabe einfach darin besteht, einen Raum der Stille und Geborgenheit zu schaffen.

Kann man mit DFR jemand schaden?

Bei DFR verwenden wir nie irgendwelche Substanzen, noch „channeln" oder manipulieren wir Energie. Wir schaffen einfach den Rahmen dafür, dass förderliche, hilfreiche Veränderungen stattfinden können, die der Situation angemessen sind. Die Veränderungen vollziehen sich durch die Kraft des machtvollen Strebens der Natur nach einem Leben in Harmonie und Gesundheit.

Kann DFR dem, der sie bei anderen anwendet, schaden?

Nein, im Gegenteil. Da Sie beides sind, Teilnehmer und Beobachter, können Sie damit rechnen, dass Sie sich nach einer DFR-Sitzung wunderbar fühlen. Schaden würde es Ihnen nur, wenn Ihr Ego vor Stolz anschwellen würde, weil es so viele Wunder geschehen sieht.

Gibt es Situationen, in denen eine DFR-Sitzung unangebracht ist?

DFR ist grundsätzlich *immer* angebracht – vorausgesetzt, der Klient, der Freund oder das Familienmitglied ist damit einverstanden.

Was soll man tun, wenn ein Klient in der Sitzung plötzlich zu weinen beginnt?

Das Beste ist, man schweigt und macht behutsam weiter und gibt damit dem Klienten den ruhigen und geschützten Raum zum Weinen.

Soll man nach der Sitzung über die Probleme oder Emotionen sprechen oder soll man die Klienten nach Hause schicken mit der Empfehlung, sich für den Rest des Tages auszuruhen?

Schlagen Sie ihnen einfach vor, den Rest des Tages ruhig zu verbringen. Unmittelbar nach der Sitzung ist es besser, die Erfahrung *nicht* zu besprechen, da man noch mitten in den Veränderungen steckt. Bei manchen Menschen kann das Tage oder Wochen dauern, bis sie mehr oder weniger vollständig verstehen, was geschehen ist.

Gibt es Grenzen für DFR? Wenn ja, welche?

Es gibt keine Grenzen, denn DFR kann genutzt werden für Gesundheit, Arbeit, Beziehungen und sogar für Weltereignisse. Wenn Sie erleben, wie dabei täglich erstaunliche Veränderungen stattfinden, dann stellt sich die Frage nach den Grenzen gar nicht mehr.

Verbessert sich die eigene Intuition mit zunehmender DFR-Erfahrung?

Auf jeden Fall. Je häufiger Sie DFR anwenden, desto mehr nimmt Ihr inneres Wissen zu, weil Sie sich auf einer tieferen Ebene mit dem Feld verbinden.

Ist es immer notwendig, entspannende Musik laufen zu lassen, oder ist die Stille auch in Ordnung?

Meine speziell dafür entwickelte *Mind Music* verstärkt das Gefühl eines sicheren Raumes, in den niemand eindringt. Doch es geht auch ohne sie, mit anderer entspannender Musik, und oft ist einfach Stille angezeigt.

Kann es Menschen nach einer Sitzung erst einmal schlechter gehen, bevor es ihnen besser geht?

DFR deckt tief verborgene Muster (Widerstände) im Verstand auf. Daher kommt es recht häufig vor, dass jemand besorgt und unruhig ist und während der Veränderungsprozesse möglicherweise mehr Schmerzen empfindet. Gewöhnlich lassen diese Gefühle rasch wieder nach.

Was bedeutet „Fernheilung" im Zusammenhang mit DFR und wie funktioniert sie?

Fernheilung ist das Einsetzen der Absicht zum Wohle einer Person, ohne dass die beiden Beteiligten einander örtlich nahe sind.

Mittlerweile ist bekannt, dass wir alle miteinander verbunden sind, wie es die Quantenphysik beschreibt. Deshalb wirkt meine Absicht, diesem Menschen in seiner Situation von Nutzen zu sein, egal, wie weit wir voneinander entfernt sind.

Wenn Sie den Impuls haben, während der DFR-Sitzung verschiedene Körperstellen des Klienten zu berühren, gehen Sie dem nach?

Nein. Im Rahmen von DFR reagieren wir nicht auf solche „instinktiven" Impulse und konzentrieren uns auch nicht auf Störungen, die wir uns mit unserem Verstand zurechtgelegt haben. Häufig sind das nämlich nicht unbedingt die Ursachen der aktuellen Beschwerden. Letztlich wird Ihre Erfahrung mit DFR Sie davon überzeugen, dass Ihre *Anwesenheit* ausreicht, um anstehende Veränderungen zu fördern.

Woran erkennen Sie, ob DFR wirkt oder nicht?

Dafür gibt es nur einen Weg: Hören Sie Ihren Klienten zu, sie werden es Ihnen sagen.

Zur Abwechslung hier noch eine kleine Geschichte:

Bei einem Frankreichbesuch wurde Tschou En-Lai, der frühere chinesische Premierminister, gefragt, ob er die Französische Revolution für eine positive Entwicklung halte. Er antwortete: „Das kann man jetzt noch nicht sagen."

Kostet es Kraft, mit DFR diese heilende Tätigkeit auszuüben?

Wenn Sie nach solchen Sitzungen müde werden, dann zeigt das, dass Sie sich immer noch zu sehr anstrengen und nicht entspannt sind.

Muss man sich selbst schützen?

Nein. Ich persönlich halte das nicht für erforderlich, denn wenn Sie in dem geborgenen Raum sind, den DFR eröffnet, dann sind Sie von der kraftvollsten Energie eingehüllt, die überhaupt bekannt ist.

Doch falls Ihnen die Vorstellung von Selbstschutz hilft, ist das auch völlig in Ordnung.

Ist es der Anwender, der die Heilung bewirkt?

Nein. Denn Sie als Anwendender sind nur in einem Zustand des Zulassens und der natürliche Heilungsprozess entfaltet sich ohne Anstrengung Ihrerseits.

Muss man sich stark auf die Absicht *konzentrieren*, also etwa darauf, die andere Person zu heilen?

Sie bilden die Absicht, gegenwärtig zu sein und zur Verfügung zu stehen, und dann lassen Sie sie los!

Kann man DFR mit anderen Verfahren kombinieren?

Wenn jemand nach DFR-Sitzungen fragt, dann vermischen Sie diese bitte nicht mit anderen Möglichkeiten. Damit vermeiden Sie Verwirrungen.

Warum scheint DFR bei manchen zu wirken, bei anderen wiederum nicht?

Der Energiefluss kann einmal so subtil sein, dass manche Menschen ihn erst nach einer Weile wahrnehmen. Sehr oft brauchen sie Zeit, um darüber zu reflektieren, wie es ihnen *vor* der DFR-Sitzung ging und wie *hinterher*. Zum Zweiten ist mittlerweile bekannt, dass jeder Einzelne mit allen anderen und mit dem Feld verbunden ist, das alle Sphären durchdringt. Deshalb müssen wir die Möglichkeit in Betracht ziehen (die durch meine persönliche Erfahrung bestätigt wird), dass die Heilung, die ein Klient sucht, auch in einer esoterischen Verbindung zur Heilung früherer oder künftiger Generationen stehen könnte. Außerdem müssen wir zulassen, dass unsere Absicht, einer bestimmten Person behilflich zu sein, jetzt in diesem Moment unangebracht sein kann. Der Fluss der Veränderung wird sich von sich aus dort einstellen, wo er benötigt und angebracht ist.

Hat man versagt, wenn jemand nicht gesund wird oder stirbt?

Absolut nicht. Das liegt nicht in Ihrer Hand. Versagen wäre es, einem Menschen den Moment der Inspiration und Hoffnung nicht anzubieten.

Kann man Wunder erwarten, wenn man DFR anwendet?

Wunder sind lediglich natürliche Ereignisse, deren Wirkungsweise wir noch nicht verstehen. DFR ist ein Hilfsmittel für Veränderungen, die zuweilen auch außergewöhnlich erscheinen.

Ist es wichtig, dass ich als DFR-Anwender meine Lebensweise ändere?

Die einzige Voraussetzung ist, dass Sie selbst einen Weg finden, leicht in einen ruhigen und entspannten Zustand zu kommen. Meditation ist gut, Qigong ist hervorragend, Yoga ist ein gutes Werkzeug. Die beste Veränderung ist eine, die Sie glücklich macht.

Muss man bei der Arbeit bestimmte Gebete sprechen oder Mantras sagen?

Nein, das ist nicht nötig.

Kann man DFR praktizieren unabhängig von der Religion oder davon, ob man an einen Gott glaubt oder nicht?

DFR hat mit dem Feld der Kreativität zu tun und alle Religionen sind ein Teil davon.

Was bedeutet es, wenn ein Klient während einer DFR-Sitzung Muskelzuckungen hat oder stöhnt?

Das ist wunderbar. Es ist ein Anzeichen dafür, dass Stress und Spannungen losgelassen werden.

Ist es wichtig, einen speziellen Raum für die Heilungssitzungen zu haben?

Die universelle Energie des Feldes durchdringt alles und ist überall. Daher können Sie DFR ausgezeichnet in einem speziellen Raum durchführen, aber ebenso gut an einer Bushaltestelle oder bei einer Bergwanderung.

Wirkt DFR auch bei Tieren oder Pflanzen?

Ja, und sie mögen es.

Kann DFR das Sterben eines Menschen erleichtern?

Ja, durchaus. DFR bringt inneren Frieden und nimmt der oder dem Sterbenden und den Angehörigen die Angst.

Braucht man einen Lehrer, Mentor oder Guru, um DFR anzuwenden?

DFR ist zwar leicht zu erlernen und jede und jeder kann es praktizieren, doch es ist sehr empfehlenswert, die Dinge zu nutzen, die ich auf meiner Website (www.deep-field-relaxation. com) anbiete: Artikel, Newsletter, CDs, Kurse. Eine Anleitung durch einen qualifizierten DFR-Anwender ist ratsam.

Ist es in Ordnung, mit den eigenen Familienmitgliedern zu arbeiten?

Ja, das ist in Ordnung.

Klienten sagten, sie hätten gespürt, dass von meinen Händen eine starke Hitze ausging, doch meine Hände fühlten sich für mich normal an. Können Sie das erklären?

Bei DFR haben Kälte oder Hitze oder andere Empfindungen keine Bedeutung. Als Anwender „channeln" oder manipulieren wir keine Energie. Wir sind nur Katalysatoren des Prozesses.

Was sollte man für eine DFR-Sitzung verlangen? Oder verlangen Sie gar nichts?

Ein Preis ähnlich wie der für eine Massage ist angemessen; oder Sie vereinbaren eine andere, entsprechende Art des Ausgleichs oder der Gegenleistung. Wenn DFR Ihre Arbeit sein soll, dann müssen Sie dafür natürlich auch bezahlt werden.

38. Fallgeschichten

Während meiner langen Erfahrung mit DFR habe ich viele Briefe und Mails bekommen mit Geschichten, die berühren und inspirieren, die geheimnisvoll und unergründlich Leben beschreiben, wie man es mit Nachdenken allein nicht für möglich gehalten hätte.

*

Lieber Clif, 1991 war ich bei der Blutspende und am selben Nachmittag brach ich zusammen; danach ging es mir viele Jahre lang sehr schlecht. Es wurde ein chronisches Erschöpfungssyndrom diagnostiziert; ich lag mehrere Jahre im Bett und konnte rund zehn Jahre lang nicht arbeiten.

Ich habe alles mögliche ausprobiert, um mir selbst zu helfen, doch ich schien nur Rückschritte zu machen, ich litt unter Zusammenbrüchen und Ohnmachtsanfällen.

1999 brachte mich mein damaliger Freund in Melbourne zu dir und ich bekam eine DFR-Sitzung. Diese empfand ich als sehr entspannend, ich spürte etwas Wärme und ein Kribbeln. Ich konnte es nicht glauben. Ich ging ohne Unterstützung hinaus, war nicht benommen und bin bis heute [aktualisiert 2010] nicht mehr ohnmächtig geworden (außer einmal, als ich eine Grippe hatte).

Ich schreibe dieser Behandlungsform eine merkliche und stetige Verbesserung meiner Gesundheit zu. Heute habe ich mich wieder ganz erholt, habe meinen Beruf wieder aufgenommen, erwarte mein erstes Baby [habe ein völlig gesundes Baby zur Welt gebracht] und führe ein erfülltes Leben. Danke, Clif.

Jennifer, 2008 (Australien)

*

Lieber Clif, zufällig ist meine Frau Anne die wahrscheinlich größte Zynikerin und Ungläubige dieser Welt. Als sie bei dir zur Behandlung war, hatte sie starke Schmerzen in der Hüfte, weil sie unsere erwachsene, behinderte Tochter im Sommer sechs Wochen lang herumgetragen hatte. Der Schmerz verging am selben Tag. So bekehrt man Skeptiker!

David, 2008 (London)

*

Lieber Clif, ich weiß nicht, ob du dich an mich erinnerst … Ich heiße Francesco C. und habe dich vor etwa sieben Jahren in Portugal getroffen. Du heiltest mich damals von meinem Eisenmangel. Seitdem habe ich keine Probleme mehr und dafür danke ich dir.

Francesco, 2005 (Portugal)

*

Lieber Clif, liebe Galina, letzten Samstagnachmittag war ich mit meiner Mutter Elke bei euch zu Hause in Boppard und nahm an einer Privatsitzung für sie teil. Sie ging an diesem Abend um acht Uhr schlafen und schlief zwölf Stunden lang tief und friedlich bis zum nächsten Morgen. Sie konnte sich gar nicht erinnern, wann sie das letzte Mal so lange und gut geschlafen hat.

Gyde (Hamburg)

*

Lieber Clif, ich wollte dir nur mitteilen, dass die Sitzung bei dir wirklich fantastisch war; mein ganzer Organismus und mein Wesen waren Licht, etwas wurde eindeutig entfernt und es ist auf jeden Fall eine Verbesserung in jeder Hinsicht. Viel Liebe

253

und Segenswünsche für deine Unternehmungen und Reisen. Der Newsletter *ClifNews*, den du mir geschickt hast, hat mir auch gut gefallen.

Krishna, 2000 (Holland)

*

Lieber Mr. Sanderson, während meines Urlaubs in Coffs Harbour habe ich Ihren Vortrag im Nautilus Resort gehört. Es war ein interessanter Abend. Ich habe angefangen, Ihr Qigong zu praktizieren, und ich kann nicht glauben, dass meine Depression verschwunden ist. Genauso wenig kann ich glauben, dass ein Wunder geschehen ist. Ich ließ mich untersuchen und der Facharzt konnte in meiner Prostata keinen Krebs mehr feststellen. Er ist einfach weg. Danke!

Bryan, 2001 (Australien)

*

Lieber Clif, ich mache immer noch sehr schwierige Zeiten durch, doch jetzt wird es langsam, aber sicher immer leichter. Auch sind mir viele Überzeugungen bewusst geworden, die mich mein ganzes Leben lang gefesselt haben; es ist viel in Bewegung. In tiefer Anerkennung und Dankbarkeit schicke ich dir meine ganze Liebe.

Leonardo, 2008 (Großbritannien)

*

Penny, 40 Jahre alt, nahm 25 Jahre lang höchstdosierte Psychopharmaka und die ganze Zeit über drohte ihr die Einweisung in eine psychiatrische Klinik. Sie hatte sich entschieden, einmal pro Woche zu mir zu kommen. Das machten wir drei Jahre lang, allmählich kam sie weg von den Medikamenten; einen größeren Durchbruch erlebte sie, als sie erstmals (– seit sie 15 war!) allein in ein Restaurant gehen konnte. Kürzlich teilte sie mir in einer E-Mail mit, sie habe seit über zwei Jahren keine einzige Tablette mehr genommen:

Hallo Clif, es ist so gut, keine Medikamente mehr zu nehmen und nicht mehr zu Psychiatern zu gehen. Ich arbeite im örtlichen Krankenhaus und absolviere an der Universität eine Ausbildung zur Pflegekraft. Das Leben ist wunderbar – ich habe viele Freunde und ich gehe sogar mit Männern aus!!! So gut war es noch nie.

Penny, 2003 (Australien)

*

Lieber Clif Sanderson, ich möchte nur mit dir in Kontakt bleiben und dir mitteilen, was ich erlebt habe, seit ich DFR in Freiburg im Tibet-Haus gelernt habe. Mir geht es besser, mein Schmerz lässt weiter nach …, ich fühle mich sicherer und bin glücklicher … ich habe immer noch ein wenig Angst vor meiner Angst wegen meiner Lebenssituation … und wegen meiner Existenzängste … Wenn ich die CD höre, geht es mir sehr gut, sie gibt mir mehr Stabilität … Ich höre und fühle weiterhin tiefe Entspannung.

Elke, 2004 (Deutschland)

*

Lieber Clif, im Mai hatte ich zwei Sitzungen bei dir. Damals hatte ich einige Krankheiten. In meinem Kopf hatte ich eine Prioritätenliste: Das ist eine wichtige Krankheit, diese andere ist weniger wichtig und so weiter. Diese muss sich zuerst verändern, jene braucht länger … Unglücklicherweise ist das nicht geschehen. Ich war frustriert.

Letzte Woche hatte ich einen Arzttermin. Die Untersuchung ergab: Meine Schilddrüse, die seit etwa 25 Jahren schwer krank ist, arbeitet normal. Das überraschte mich sehr. Den Arzt auch. Ich bin wieder motiviert.

Jutta, 2005 (Deutschland)

*

Lieber Clif, ich werde nie den Augenblick vergessen, als du meine Schulter berührtest, ich meine ganze Energie zurückkommen spürte und in meinem ganzen Körper Wärme und Licht empfand. Ich bin völlig verändert und sehr dankbar dafür. Du hast mir eine völlig andere Welt der Kommunikation und Gefühle eröffnet, mit der ich meinem Schmerz begegnen kann, wenn ich mit ansehe, dass es meiner Frau und meinem Sohn tatsächlich nicht möglich ist, die Blase der Dunkelheit zu öffnen, in der sie sich befinden.

J.-C. (Holland)

*

Hallo ihr beiden, toll, von euch zu hören! Gestern machte ich eine erstaunliche Erfahrung: Ich fuhr mit dem Auto [von eurem Seminar] weg, fühlte mich recht zufrieden und sang. Und plötzlich hatte ich das Gefühl, dass jedes einzelne Ereignis in meinem Leben Sinn ergebe, als ob ein Puzzle sich zusammenfüge; ich war überwältigt von Liebe und Dankbarkeit. Ich weinte ungefähr zehn Minuten lang und fühlte mich allen Menschen gegenüber sehr liebevoll; diese Erfahrung hält immer noch an! Es ist alles eingetreten, was ich immer wollte: so glücklich zu sein!

Caroline, 2006 (Neuseeland)

*

Lieber Clif, ich wollte dir schreiben und dir die wunderbaren Ergebnisse mitteilen, die meine Mutter und ich aus der Sitzung mit dir mitgenommen haben.

Erst einmal mein Fall: Ich hatte ja seit acht Monaten Blutungen aus der Gebärmutter und am Muttermund gehabt und war mit meinem Latein am Ende, wie ich diese Blutungen stoppen könnte. Die Mediziner, die das Problem verursacht hatten, wussten auch keine Lösung. Ich war bereit, alles zu probieren, um die Blutung zu stoppen. Deshalb kam ich zum Termin bei dir. Du legtest mir die Hände auf die Schultern, wir redeten über Politessen und fünfzehn Minuten später ging ich wieder.

Sieben Tage später hatte meine acht Monate anhaltende Blutung aufgehört. Juhu!

Dann nahm ich meine 66-jährige Mutter mit zu einem Termin bei dir. Sie hat seit 16 Jahren Diabetes Typ 2 und raucht, seit sie erwachsen ist. Ich hatte ihr von meiner Erfahrung berichtet, dass es eine Woche dauern würde, bis sich die Ergebnisse zeigten.

Am achten Tag nach dem Besuch bei dir saßen wir zusammen beim Mittagessen. Sie begann mit ihren Händen herumzufuchteln und sagte, sie habe das unangenehme Kribbeln nicht mehr in Händen und Füßen, das sie fünf oder sechs Jahre lang ständig hatte. Sie hatte schon geglaubt, sie müsse es bis an ihr Lebensende als Insulinnebenwirkung ertragen. Doch nein, die Schmerzen waren weg. Aber es kommt noch besser!

Ihre chronischen Rückenschmerzen sind verschwunden. Dafür ist sie sehr dankbar. Die hatten ihr wirklich Kummer bereitet, denn sie kroch herum, als sei sie Jahrzehnte älter, und musste sich oft ausruhen. Fünf Wochen später hat sie immer noch keine Schmerzen und ihre Durchblutung ist hervorragend. Sie lächelt immer noch. Wir sind so dankbar für deine Arbeit.

Kate, 2006 (Neuseeland)

*

Lieber Clif, es ist verblüffend, wunderbar! Großartig, erfüllt von Liebe! Nach drei Wochen der Krankheit und der Heilung bei dir fühle ich mich absolut toll. Am Tag nach deiner letzten Heilungssitzung ereignete sich Erstaunliches: Ich konnte danach alles essen, die Rückenschmerzen waren weg, das Fieber war weg und das ständige Schlafbedürfnis. Es war ein wundervolles Erlebnis, dir zu begegnen.

Raymond, 2002 (Großbritannien)

*

Lieber Clif, liebe Galina, ich habe wichtige Neuigkeiten für euch. Der Vater meines Mannes war in einem Krankenhaus auf Sizilien im Präkoma und man ging davon aus, dass er den Krebs nicht überleben werde. Man sagte uns, es sei keinerlei Veränderung mehr möglich. Ich setzte deine CD *Mind Music* ein, schrieb seinen Namen und sein Geburtsdatum auf ein kleines Stück Papier und legte das auf die CD, die ich vom 26. Dezember bis zum 6. Januar 24 Stunden am Tag laufen ließ. Wir haben ein großes Wunder erlebt. Er isst, er wacht auf, er läuft herum, er atmet ohne Sauerstoff, er kehrt ins Leben zurück. Ganz herzlichen Dank von uns allen.

Daniela, 2002 (Italien)

*

Lieber Clif, meine Mutter teilt mir mit, sie habe sich schon selbst an dich gewandt und über meine Gesundheitsprobleme gesprochen (Endometriose). Ich weiß nicht, was passiert ist, doch der Schmerz ist nach sieben Monaten einfach weg! Vielen Dank für deine wunderbare Heilung; ich wünsche dir alles erdenklich Gute bei deinen Unternehmungen in Übersee.

Sally, 2002 (Neuseeland)

*

Lieber Clif, ich ließ Deine CD *Mind Music* laufen, als ich einen Kurs über metamorphische Behandlung gab, und die Schülerin hörte die Musik. Das war recht außergewöhnlich, denn sie war auf beiden Ohren taub und hielt ihre beiden Hörgeräte in den Händen. Plötzlich konnte sie mit dem linken Ohr 20 Prozent hören – ohne Hörgerät. Sie schrieb mir, es verbessere sich immer noch. Sie sagt: „Mein Hören verbessert sich immer weiter und ich kann mit dem linken Ohr mittlerweile recht gut hören – EIN WUNDER! Denice."

John, 2002 (Großbritannien)

*

Lieber Clif, ich bin dir vor 15 Jahren in Healesville, Australien, begegnet. Ich war eine Zeit lang – wenn auch kurz – auf der Spur und war nüchtern, doch dann hatte ich einen Rückfall. Meine damalige Partnerin war ausgelaugt und wir trennten uns. (Genauer gesagt, sie ist gegangen, weil sie mir nicht mehr helfen konnte oder es nicht mehr packte.)

Heute bin ich stabil und trocken und meine drei jugendlichen Söhne leben bei mir und meiner neuen Partnerin. Alles scheint sich gut zu entwickeln. Ich habe diese Erfahrung nie vergessen. Bis heute trage ich dieses Gefühl der Erleichterung in mir, die Angst losgelassen zu haben, das ich von dem Termin bei dir mitgenommen habe. Es war für mich ein großer Segen und ich bedanke mich dafür.

Ich bin aus einem Beruf ausgestiegen, der mich unglücklich machte. Halleluja! Derzeit absolviere ich berufsbegleitend eine Ausbildung in Psychologie und Counseling, mit der Absicht, als Berater mit Jugendlichen zu arbeiten, zu den Themen Selbstvertrauen und Selbstliebe, und mit Paaren zu Wahrheit, Glaube und Intimität mit sich selbst und mit dem anderen. Das liegt mir sehr am Herzen, weil es für mich selbst ein sehr schmerzlicher und schwieriger Prozess war (das kleine Stück, das ich bisher auf einer endlosen Reise zurückgelegt habe).

Michael, 2004 (Australien)

39. Das A und O von DFR

Wir fassen in diesem Abschnitt zusammen, wie man Tiefenfeldentspannung lernen kann und mit welcher inneren Einstellung wir DFR betrachten.

Als DFR-Anwender lassen wir die Möglichkeit zu, dass sich unsere Wahrnehmung und unsere Aufmerksamkeit, das Gewahrsein, das wir in die Sitzung mitbringen, vertieft und dass sich unsere Einstellungen ändern.

Gleichzeitig fördern wir die Möglichkeit ähnlicher Veränderungen bei den Klienten. Das mag diesen sofort bewusst sein oder auch nicht.

Wichtig ist, dass wir immer darauf aus sind, uns selbst gegenüber aufrichtig zu sein, wie immer sich das auch in einer Sitzung äußern mag. Das schafft einen Raum der Aufrichtigkeit, in dem der Klient ebenfalls eingeladen ist, sich selbst gegenüber aufrichtig zu sein.

Jede Sitzung ist anders und wir können nicht annehmen, wir wüssten, was geschieht. Als Eines, in Einheit verbunden, sind wir alle in der Entfaltung. Diese Erfahrung lassen wir zu, wir spüren die lebendige Entwicklung und genießen die Reise.

Doch es ist unvermeidbar, dass bei den meisten Klienten deutliche Veränderungen geschehen.

Eine Änderung in ihrer Einstellung … oder ihrer Selbsteinschätzung … und die Veränderung, die sich für sie gerade vollzieht, wie etwa: nicht mehr abhängig zu sein von der Meinung anderer über sie. Das ist eine der wichtigsten Veränderungen: nicht mehr dauernd anzunehmen, es sei etwas verkehrt mit ihnen. Nicht mehr den zahlreichen Vorbildern zustimmen, die ihnen aufgedrängt wurden, oft von wohlmeinenden Personen …, und wenn sie sich wohl damit fühlen, als einzelne Persönlichkeit erkennbar zu sein, dann lösen sich viele Probleme von selbst auf …; sie lassen einfach die Vorstellung los, sie müssten ständig besser werden oder sie müssten sich selbst erst weiter auf den Grund gehen.

Wir entwickeln die klare Absicht, dass Heilung geschieht. Ja, aber dann können wir den Heilungsprozess leicht stören, wenn wir ihn mit unangemessenen Annahmen überlagern: mit der Annahme, dem Klienten überlegen zu sein; mit der Annahme von Autorität; mit der Behauptung, etwas tun zu können. Können Sie sich vorstellen, was im Kopf eines Klienten abläuft, wenn eine Autoritätsperson sagt: „Wir haben die Lösung für Ihr Problem.“

Die Auflösung dieses Paradoxons liegt zuerst in der Erkenntnis, dass sich das „Nicht-Wissen“ auf begriffliches Wissen bezieht, nicht auf Erfahrungswissen.

Das heißt, wenn wir keine Erfahrung haben, dann haben wir nichts von Nutzen. Wenn ich keine Erfahrung mit etwas habe, dann hat es auch keinen Zweck, einen Glauben oder eine Überzeugung darauf zu richten, weil das wie ein Baum ohne Wurzeln ist.

Für mich ist das einzig Nützliche die persönliche Erfahrung. Vergessen Sie die Worte, vergessen Sie die Reden, vergessen Sie alle Aufzeichnungen oder die Ergebnisse. Wenn ein Mensch das Feld für sich *erfährt*, dann kann das nie in Abrede gestellt werden. Es spielt keine Rolle, was die Wissenschaft darüber sagt. Es spielt keine Rolle, ob die Medien sich darüber verächtlich äußern oder es lächerlich machen …; aber *ohne* diese Erfahrung wiederholen Sie nur etwas, was Ihnen jemand anders gesagt hat.

Der zweite Punkt ist, dass Begriffe angemessen oder wahr sind in dem Sinn, dass sie nützlich sein können in einem bestimmten Zusammenhang. Das wiederum muss intuitiv gefühlt werden. Dafür lassen sich keine begrifflichen Regeln aufstellen. Wie erkläre ich das meinen Klienten?

Es gibt keine genaue Regel und keine allgemeingültige Erklärung, die man immer benutzen kann, denn jeder Mensch und jede Sitzung sind anders. Es geht deshalb überhaupt nicht, sich hinzustellen und so etwas zu sagen wie: „Tu dies oder das", denn es ist doch völlig klar, dass es so nie funktionieren kann.

Es ist ein intuitives Wissen. Es ist eine Reaktion auf die Antwort, jeweils von Minute zu Minute, von Sekunde zu Sekunde, deshalb ... kann man keine bleibenden verbindlichen Regeln aufstellen.

Ohne die Gesetze bleibt dennoch, dass Freundlichkeit und Mitgefühl sich die Hand reichen mit Fürsorge und Erfahrung in der gemeinsamen Absicht, Klarheit zu bringen und eine immense Erleichterung von Angst und Leiden auf den Weg zu bringen.

Das ist die Kunst des „Nicht-Tuns".

40. DFR praktizieren – aber wie?

Es empfiehlt sich, ergänzend zu diesem Überblick auch das Kapitel 18 nochmals anzuschauen.

Nehmen wir einmal an, eine Klientin kommt zu Ihnen. Sie begrüßen sie freundlich und bitten sie, die Karte mit ihrem Namen und ihrer Adresse auszufüllen. Auf der Karte wird erläutert, dass DFR kein medizinisches Verfahren ist, dass wir nichts diagnostizieren und keine Substanzen verschreiben und dass dringend empfohlen wird, sich bei Gesundheitsproblemen an einen Arzt ihres Vertrauens zu wenden.

Wenn Sie sich vorstellen, erklären Sie, dass Sie sich nicht auf lange Gespräche über ihre Krankengeschichte oder emotionale Belastungen einlassen werden. Stattdessen laden Sie Ihren Gast ein mitzuwirken, dass sein Leben wieder ins Gleichgewicht kommt, indem Sie etwa sagen: „Lassen Sie uns sehen, was wir gemeinsam tun können."

Sie laden sie ein, sich bequem hinzulegen, entweder auf einen gepolsterten Massagetisch oder in einen bequemen Liegesessel, und sich mit einer warmen Decke behaglich zuzudecken. Derweil setzen Sie sich hinter sie, legen ihre Hände für zwei oder drei Minuten auf ihre Schultern, damit die Spannungen in den Schultern sich lösen und ein Gefühl von Sicherheit entsteht.

Dann heben Sie sehr sanft ihren Kopf gerade so weit an, dass Sie ihre Hand etwas darunter und an die Seite legen können, langsam eine Hand nach der anderen.

Es darf dabei kein Gefühl von Manipulation, Massage oder Fingerbewegungen entstehen, solange Sie den Kopf behutsam in ihren Händen halten.

Das ist der wunderbarste Moment für alle Beteiligten. Sie entspannen in die Stille, ohne Anstrengung, ohne Nachdenken und ganz gewiss ohne jede Möglichkeit sich vorzustellen, dass Sie selbst irgendetwas heilen würden.

In diesem Zustand bleiben Sie 20 Minuten lang. Und Sie werden oft erstaunt sein, wie schnell die Zeit vorüber ist für beide Beteiligte. Sie vergeht wie im Nu.

Dann verlassen Sie den Raum für weitere 20 Minuten. Es ist sehr wichtig, diesen Ablauf vorher genau erklärt zu haben, denn ein Klient ist wahrscheinlich aufgeregt und braucht die Gewissheit und die Sicherheit, dass er vorher weiß, was Sie tun werden.

Nach der Sitzung verkneifen Sie sich bitte jeden Wunsch, zu diskutieren oder wissen zu wollen, was gerade geschehen ist. Denn es kann einige Zeit dauern, Tage vielleicht oder auch Wochen, bis der Verstand realisiert hat, welche Veränderungen geschehen sind. Eine Ausnahme von dieser Regel machen Sie nur, falls der Klient sehr beunruhigt ist und Fragen hat oder falls andere Probleme eine direkte Unterstützung brauchen.

Der Raum

Sorgen Sie dafür, dass Ihr Raum freundlich, angenehm, ruhig und nicht zu hell beleuchtet ist. Niemand sollte die Sitzung stören oder unterbrechen können.

Vielleicht kann ein dezenter Geruch von Räucherstäbchen oder ätherischen Ölen zu einer stimmungsvollen Atmosphäre beitragen. Religiöse Symbole zeigen Sie in diesem Raum besser nicht. In der multikulturellen Welt von heute kann das zu unnötigen Spannungen oder zu Unbehagen führen, denn wir kennen die religiösen Überzeugungen der Menschen, die zu uns kommen, in der Regel nicht.

Halten Sie Ihre Stereoanlage mit zwei Lautsprechern in der Nähe bereit, sodass Sie sie leicht von Ihrem Stuhl aus bedienen können.

Stuhl oder Couch

Sie fordern Ihren Gast auf, sich auf eine Couch zu legen oder auf einem bequemen Lehnstuhl zu sitzen. Der Stuhl hat den Vorzug, dass er nicht an Massage erinnert oder an einen Untersuchungstisch beim Arzt. Halten Sie einen Stuhl für sich selbst am Kopfende bereit, sodass Sie Ihre Klientin berühren können, ohne sich zu verrenken.

Ein warmes Tuch oder eine Decke sind nützlich, denn wenn sich der Körper entspannt, sinkt bekanntlich seine Temperatur.

Die Musik

Wenn Sie mich auf der CD *Mind Music* sagen hören: „Während wir in die Stille gehen, lassen Sie Ihren Verstand zwischen Ihrer Atmung und der Musik hin- und herwandern, zwischen der Musik und Ihrer Atmung ...", dann führen Sie die Hände nacheinander von den Schultern weg unter den Kopf. Achten Sie darauf, die ganze Zeit mit Ihrer Klientin in Körperkontakt zu bleiben, um sie nicht zu verwirren. Ihren Kopf in Ihren Händen zu halten ist eine äußerst intime und beruhigende Erfahrung. Sie halten aber nicht das Gewicht des Kopfes, Sie lassen ihn einfach in Ihren Händen ruhen. So sitzen Sie 20 Minuten lang ruhig und in gesammeltem Zustand. [Auf der CD *Mind Music* spricht Clif Sanderson nur wenige Sätze, die die Tiefenentspannung erleichtern sollen: einige leicht verständliche Sätze in

Englisch und einige Sätze in der Maori-Sprache, bei denen es nicht auf das Verständnis ankommt. Anm. d. Verlags]

Danach verlassen Sie das Zimmer, während Ihre Klientin sich bei laufender Musik weitere 20 Minuten lang ausruht. Wenn Sie ins Zimmer zurückkommen, drehen Sie sachte die Musik leiser. Setzen Sie sich dann neben Ihre Klientin und geben Sie ihr ein paar Minuten Zeit, damit sie in diese Realität zurückkommen kann mit allem, was sie empfunden hat. Sie können Ihren Klienten auch anbieten, die CD *Mind Music* zu kaufen, um sie zwischen den Sitzungen oder danach zu Hause anzuhören. Die Musik hilft, die Gefühle der Verbundenheit mit dem Feld wieder wachzurufen, und löst die Entspannungsreaktion aus.

Falls Sie kein Abspielgerät zur Verfügung haben oder sich entscheiden, die CD *Mind Music* nicht zu verwenden, sitzen Sie einfach ruhig da und konzentrieren sich auf Ihre Atmung, bevor Sie Ihre Hände auflegen.

Tiefe Entspannung

Bei der Terminvereinbarung teilen Sie Ihrer Klientin mit, dass es sich empfiehlt, für den Anfang gleich drei Sitzungen zu vereinbaren, und zwar aus folgendem Grund: Viele Menschen glauben zwar, sie könnten sich leicht entspannen, doch in Wirklichkeit dauert es eine gewisse Zeit, bis sie in den Zustand der tiefen Entspannung kommen, der weder ein Schlaf- noch ein Wachzustand ist. Er lässt sich nicht erklären und mit Worten herbeiführen, sondern nur erfahren. Dann verlangsamen sich die Gehirnwellen und viele kreative Ideen tauchen auf. Während tiefer Entspannung verbinden wir uns mit dem Feld der Kreativität und können uns selbst sozusagen „neu erschaffen" [engl.: *re-create*], wiederherstellen und erquicken.

Nach den ersten drei Sitzungen kann die Klientin selbst entscheiden, wie viele Sitzungen sie noch nehmen will. Falls sie dazu einen Tipp haben möchte, dann ermuntern Sie sie, die Veränderungen, die sich schon zeigen, selbst zu beobachten, und ihre Entscheidung darauf zu gründen.

Es ist äußerst wichtig, die Klientin *nicht* unmittelbar nach der Sitzung zu fragen, was sie gedacht und gefühlt hat, denn dann hat sie die Erfahrung noch nicht verarbeitet. Raten Sie ihr behutsam, mit ihren Fragen bis nach der dritten Sitzung zu warten, es sei denn, es handelt sich um eine dringende Frage, die sofort geklärt werden muss.

Wie Sie DFR als Fernheilung praktizieren

Wann immer jemand Sie um eine DFR-Sitzung bittet, aber nicht zu Ihnen kommen kann, erkundigen Sie sich einfach nach seinem Namen und seiner Adresse. Geben Sie ihm eine bestimmte Zeit an, zu der Sie DFR „schicken" – sagen wir Montag, Mittwoch und Freitag um 21 Uhr abends nach seiner Ortszeit. Meist können sich Menschen abends leichter entspannen, wenn sie nicht mehr so stark mit anderen Gedanken und Aufgaben beschäftigt sind. Hilfreich ist, wenn der Klient dabei die *Mind Music* anhört; am wichtigsten aber ist Ruhe.

Sie als Anwendender wirken und leben in der Quantenwelt, ohne Bindung an oder Einschränkung durch Zeit und Raum. Ihre Intention zu helfen, Ihr Bewusstsein begibt sich zu dieser Person, notfalls auch in die hintersten Winkel unseres Planeten, sofort in dem Moment, in dem Sie ihre E-Mail lesen oder ihren Telefonanruf hören. Für den anfragenden Klienten ist dieses Konzept, diese Vorstellung manchmal schwer zu begreifen und sein Verstand braucht immer noch den Zeitfaktor als Anker, um die Verabredung einzuhalten. Falls Sie mehrere Anfragen für den gleichen Zeitraum bekommen, dann vergegenwärtigen Sie sich einfach alle Namen und Orte in Ihrem Bewusstsein und verbinden sich in einem entspannten Zustand mit dem Feld.

Mittlerweile gibt es unzählige wissenschaftliche Belege dafür, dass das Bewusstsein außerhalb des aktuellen Zeitrahmens operieren kann. Es kann Dinge und Ereignisse in der Vergangenheit und ebenso in der Zukunft beeinflussen. Nach meiner Erfahrung ist das der Grund dafür, dass manche Menschen in dem Moment Veränderungen spüren oder beobachten, in dem sie die Absicht formulieren, Hilfe zu suchen – also oft schon *vor* dem Termin der DFR-Fernsitzung. Und diese Veränderungen können sich in ihrer Gesundheit, an ihrem Arbeitsplatz oder in der Familiensituation zeigen. Einmal ins Feld geschickt, bewirken Ihre Absicht, Ihr Mitgefühl und Ihre Liebe – die sich vereinigen – die gleichen Wunder wie persönliche Sitzungen. Sie können auch anbieten, solche Fernsitzungen in Dreiergruppen durchzuführen. (Vgl. hierzu auch Kapitel 16: „Der Matai")

DFR für sich selbst anwenden

Das ist leicht und Sie können es sofort umsetzen:

- Seien Sie sich einfach die ganze Zeit über Ihrer Verbindung zum Feld der Kreativität bewusst – beim Autofahren, am Arbeitsplatz, wenn Sie Zeit mit Ihren Kindern verbringen, einkaufen gehen, im Garten arbeiten ...

- Erinnern Sie sich an unser Mantra: „Ich gebe mein Bestes, so gut ich kann." Damit nehmen Sie sich selbst so an, wie Sie sind und wo Sie in diesem Moment stehen.

- Entspannen Sie sich – in das, was ist. Entspannen Sie sich in Ihrem sicheren Raum, in dem Wissen, dass das Feld Sie stets unterstützt. Immer.

DFR für sich selbst anzuwenden bedeutet, Ihre Möglichkeiten ständig und freudig zu erkunden und Ihre Sichtweisen und Überzeugungen zu erweitern. Probieren Sie es mit allem – auch mit Tieren, Pflanzen oder sogar mit den Bakterien im Joghurt.

Viel Glück!

41. Merkposten

- Kaufen Sie sich ein gutes, strapazierfähiges **Notizbuch**, um alle Ihre Ideen festzuhalten, sobald sie in Ihr Bewusstsein treten.

- Wenn Sie einmal angefangen haben, Ihre Ideen in das Notizbuch zu kritzeln, bekommen Sie vielleicht auch Lust, sich ein echtes **Pilotenlogbuch** zu besorgen. Darin können Sie Ihre Ideen weiterentwickeln und eine gewisse Zeit in die Stille gehen, in der Sie die „Gefühle" wieder wachrufen. Diese Aufzeichnungen sind so wertvoll, dass es sich lohnt, Monate oder Jahre später wieder darauf zurückzukommen … Die meisten von uns vergessen diese kleinen, interessanten Details.

- Gewöhnen Sie sich an, **ständig Notizen zu machen**. Das Tolle daran ist, dass Sie in den nächsten Jahren darauf zurückgreifen und erkennen können, wie weit Sie bereits gekommen sind!

- Kleben Sie auf die innere Umschlagseite ein **Foto** von sich selbst (bitte kein Gruppenfoto) aus einer Zeit, als Sie wirklich glücklich waren. So lächeln Sie sich jedes Mal an, wenn Sie das Buch aufschlagen!

- Denken Sie an **Tulip**! Es muss nicht jedes Mal sein, wenn Sie unterwegs sind. Die Abwechslung macht ja gerade den Spaß aus. Auf dem Weg ins Kino? Wenden Sie sich direkt an Tulip und teilen Sie es ihr mit. Fahren Sie gerade zum Supermarkt? Rufen Sie sie an! Denken Sie an Tulip, wenn Sie in einer Warteschlange stehen. Manchmal hat sie auch frei.

Lassen Sie sich nicht entmutigen, probieren Sie es später noch einmal, vielleicht ist sie gerade damit beschäftigt, das Universum ein wenig neu zu ordnen. Fixieren Sie sich anfangs nicht auf etwas ganz Spezielles, beobachten Sie einfach, was geschieht. Stellen Sie sicher, dass Sie es würdigen, wenn sie „liefert".

- Mit dem **Loslassen** fangen Sie am besten bei *den* Dingen an, die Ihnen am nächsten sind. Nein, das bedeutet nicht Partnerinnen und Partner, Freunde und Familienmitglieder, sondern all diese tröstlichen kleinen Gewohnheiten, die wir entwickeln, die aber für ein leichtes und glückliches Leben nicht wesentlich sind. Prüfen Sie die Alltagsdinge. Setzen Sie sich ruhig hin und erstellen Sie eine Liste der Dinge, die sich leicht ändern lassen – beginnen Sie nicht mit Träumen wie dem, in ein Schloss zu ziehen oder im Lotto zu gewinnen! Stellen Sie das Bett um, räumen Sie das Besteck anders ein, ändern Sie die Zeit, wann Sie zu Bett gehen oder aufstehen, oder fahren Sie an einen anderen Urlaubsort … Notieren Sie, wann und warum Sie durcheinander, wütend oder schlicht und ergreifend nicht gut „drauf" sind.

- **Mantras** helfen ebenfalls, gewöhnliche Gedanken loszulassen, die uns überaktiv und unkonzentriert machen. *Chanting* [zu Deutsch etwa: Sprechgesang] ist gut, um Spannungen und tief sitzende Überzeugungen loszulassen. Chanten Sie laut. Je länger Sie es tun, desto besser wird es. Gut ist, mit zwei oder mehr Freunden gemeinsam zu chanten.

- Denken Sie daran, diesen Satz aufzuschreiben: **„Ich gebe mein Bestes, so gut ich kann."**

- Probieren Sie es auch mit diesem Satz: **„Ist das nicht interessant?"** Beobachten Sie, wie sich die Wirkung schlagartig nutzen lässt, wenn Sie einen Streit entschärfen wollen oder wenn Sie sich nicht erklären können, warum alles schiefzugehen scheint.

- Sie sollten sich vor allem **nicht angestrengt bemühen, „spirituell" zu sein.** Wir sind hier, um zu lernen, wie wir anderen dienen können. Und darüber lernen und erfahren Sie die Rückkehr zur Freude.

- Denken Sie an die **ansteckende Nähe.** Wir senden unseren emotionalen Zustand nonverbal an alle Menschen aus, überall. Halten Sie inne, wenn Ihre Partnerin, Ihr Partner oder ein Arbeitskollege wütend, durcheinander oder streitlustig ist, und schauen Sie, wie das Ihre eigene Stimmung beeinflusst. Wenn ich gelassen bin, werden auch Sie gelassen. Positive Emotionen überwinden negative, falls Sie sich ihrer bewusst sind.

- **Unser individueller Beitrag** ist entscheidend für den Zustand des Feldes! Wie beim Telefon ist das eine Verbindung in zwei Richtungen.

- Zählen Sie jeden Morgen beim Aufwachen Ihre Segnungen auf. Sagen Sie laut **„danke"** (das Feld registriert alle Geräusche und Töne) und wünschen Sie allen Menschen, die Ihnen in den Sinn kommen, Wohlbefinden.

- Der einzige Moment, den wir kennen, ist **das Jetzt.**

- Treffen Sie, **um aus einer Depression herauszukommen,** eine Entscheidung (im Rahmen ethischer Überzeugungen) und lassen Sie dann das Ergebnis los. Bleiben Sie zufrieden und erinnern sich daran, dass Sie das Ergebnis *keiner* Entscheidung genau kennen können.

- **Mit dem Flow [Fluss] zu gehen** ist eine andere Art und Weise, zuzustimmen und mit der universellen Energie verbunden zu sein, mit dem sich stets wandelnden Feld. Indem wir mit dieser Welle gehen, erreichen wir leicht den Zustand des *wu wei*: „handeln, ohne zu handeln", „Nicht-Tun".

- Wir müssen zugeben, dass *niemand* die Ursache oder das Heilmittel für die Probleme eines anderen Menschen genau kennen kann.

- Um das „Ja" zu kennen, müssen wir erst das „Nein" kennen und auch ein paar „Vielleichts". Halten Sie in Ihrem Logbuch eine Seite frei, auf der Sie alle „Neins" notieren, die Ihnen einfallen. Aber keine „Abers"!

- **Atmen Sie *Qi* ein.** Atmen Sie in einem ruhigen Moment langsam ein, füllen Sie erst Ihren Bauch mit Luft, so viel hineingeht! Füllen Sie dann die Lungen. Achten Sie darauf, dass Sie Ihre Schultern nicht heben, wenn sich Ihr Brustkorb ausdehnt. Halten Sie den Atem an, während Sie langsam zählen: 1 … 2 … 3 …, nur so lange, wie es Ihnen angenehm ist. Atmen Sie normal aus, erst aus dem Bauch, leeren Sie dann die Lungen und zählen Sie 1 … 2 … 3 und so weiter.

- **Tun Sie alles ohne Anstrengung!**

- **Meditieren Sie nach außen, in Ihre Umgebung hinaus.** Das zeigt Ihnen, dass Sie wissen, was Sie gerade tun. Es übermittelt Ihnen das Signal, dass Ihre äußere Umgebung frei von „Räubern" ist. Dass es in Ordnung ist, loszulassen und auf den Wogen der Gedanken dahinzutreiben. Schon bald geht Ihre innere Uhr um die Hälfte langsamer.

42. Danksagungen

Ein ganzes Buch würde nicht reichen, wenn ich allen Menschen, die meine innere und äußere Welt geprägt haben, meine Verbundenheit und meinen Dank gebührend ausdrücken würde. Viele sind schon gestorben, manchen bin ich nie persönlich begegnet und von den Lebenden habe ich manche aus den Augen verloren. Und trotzdem haben sie alle mich angeregt, zu dem zu werden, der ich jetzt bin. So danke ich all denen, die mich kritisierten, lächerlich machten, infrage stellten, verblüfften, motivierten, liebten, nährten, ermunterten, anleiteten, inspirierten und unterstützten und insbesondere denen, die mich zum Vorwärtsgehen bewegten, besonders in den Zeiten, als die Herausforderung mich scheinbar überforderte und unmöglich aussah.

Bill Bryson hat ausgerechnet, dass jeder Mensch nach nur zwanzig Generationen seine eigene Existenz nicht weniger als 1.048.576 Vorfahren verdankt. Irgendwelche zwei von ihnen entschlossen sich vielleicht, nicht ins Kino zu gehen, sondern sich im richtigen Moment zu lieben. Hätten sie das nicht getan, dann würden vielleicht Ihr Bruder oder Ihre Schwester dieses Buch lesen, nicht Sie.

Wenn die Polynesier, Chinesen und viele Stammeskulturen recht haben, ist die Zahl der Ahnengeister, die irgendwie Teil von mir sind und an denen auch ich noch irgendwie beteiligt bin, astronomisch. Ich verbeuge mich vor all meinen Ahnen und Nachkommen.

Kurz gesagt haben wir irgendwo in der dunklen Vergangenheit unsere DNA miteinander geteilt. Wenn wir das Leben von dieser Warte aus betrachten, sind Sie also mit mir verwandt.

Lassen Sie mich deshalb Ihnen, liebe Leserin, lieber Leser, meine Achtung ausdrücken, denn Sie haben dieses Buch gefunden und zur Hand genommen unter all den Milliarden Büchern, die weltweit gedruckt oder elektronisch verbreitet werden.

Und nun komme ich zurück auf ...

... meine Mutter und meinen Vater – eine gute Entscheidung habt ihr damals getroffen!

... meine Schwester Noelle und meine Brüder Ralph, Martyn, Dave und Kel. Sie haben mich mit viel Freude und Kameradschaft begleitet ... – da hat anscheinend irgendeiner eine nette Gruppe von Seelen für eine Familie zusammengestellt und sie mit mir auf die Reise geschickt.

... meine erste Frau Dinah und meine beiden Kinder, Craig und Gina. Sie schienen das, was ich gerade versuchte zu tun, immer besser zu verstehen als ich selbst.

... Dr. Nell Holmes, wie im Text erwähnt – soll ich dafür dankbar sein oder wütend, dass Sie meine beschauliche, ahnungslose Welt gestört haben?

... Lyall Watson, Autor von *Supernature* und „wissenschaftlicher Nomade", der die ganze Welt bereist auf der Suche nach dem Paranormalen; dieser Biologe zeigte mir, wie sich die Natur fortwährend selbst erneuert und wie wenig wir über diese Welt wissen.

... den Hopi-Ältesten Thomas Banyacya, den rechtmäßigen Hüter der spirituellen Prophezeiungen. Er bestätigte bei meinen Nachforschungen und in einem späteren Interview für den Dokumentarfilm *God Does Not Play Dice* meinen Glauben an Zeitreisen und Vorahnungen, indem er an den richtigen Orten auftauchte, bevor ich „Zeit" hatte, ihn dahin einzuladen.

… Sogyal Rinpoche, den herausragenden buddhistischen Lehrer. Ich hatte das Glück, ihn bei einem privaten Abendessen in Kalifornien zu treffen; und das genau an dem Tag, als er begann, *Das tibetische Buch vom Leben und vom Sterben* zu schreiben. Seine Lehren unterstrichen für mich, wie wichtig es für mich ist, mit Sterbenden zu arbeiten und den Tod als spirituelle Erfahrung für die Familien zu würdigen. Ich danke Rinpoche für seine Klarheit und Weisheit.

… Dr. med. Larry Dossey. Er hat unermüdlich unbestreitbare Belege geliefert für die Wirkung von Gebeten und der Absicht, den Gesundheitszustand von Menschen zu verändern. Seine Unterstützung und sein Verständnis für Heiler sowie seine Erklärung der Prinzipien der Fernheilung sind beachtlich.

… Josef Goldstein und Sharon Salzberg, Lehrer und Begründer des *Insight Meditation Centre* in Barre, USA, mit denen ich lange Gespräche führte und die mich einluden, eine Schulung für ihre Kollegen in ihrem Zentrum durchzuführen.

… den verstorbenen Doktor der Physik Anatoli Steinberg, dessen Computerfertigkeiten und laufende technische Unterstützung von unschätzbarem Wert waren.

… Stefan Stutz, Bernhard Wuthe, Sylvia Juris, Monika Osterheld, Carsten Miersch, Fran Stones, Sonja Kay, Roger Dymke, Peter Brinkman, Barry McCutcheon, Frank Woolf, Gabriela Herrendorf, Jean-Claude und Arianne Koven – Schüler, Lehrer und Freunde, die mich an ihren erstaunlichen Talenten teilhaben ließen und dieses Buch zu einem Erfolg machten.

… die im Oktober 2010 verstorbene Bärbel Mohr, eine Autorenkollegin, die den Bestseller *Bestellungen beim Universum* schrieb, deren Begeisterung für meine Arbeit viele Leserinnen und Leser in Deutschland angesteckt hat.

… die kürzlich verstorbene Ruth Winter, eine Atomwissenschaftlerin, die sich der Naturheilkunde zuwandte und die von

DFR fasziniert war, weil sie deutlich sehen konnte, wie sich die Lichtteilchen im Körper eines Menschen während meiner Sitzungen neu ordneten.

... Professor Leonid Makarow und Dr. Alexei Kapustin, die die Türen dafür öffneten, dass DFR in mehreren medizinischen Forschungsprojekten getestet wurde, und die meine Konzepte ihren Kollegen aus verschiedenen Teilen der Russischen Föderation vorstellten.

... Gloria Loew, klinische Psychologin, die intuitiv die große Zukunft von DFR wahrnahm, als Vorbote des Bereichs der Energiemedizin, und die Galina und mich anstandslos unterstützte, als ich in New York einen Herzinfarkt erlitt.

... Professor Harald Walach, einen führenden Forscher auf dem Gebiet alternativer Heilmethoden, der an der Universität Freiburg Teamleiter war und jetzt an der *Viadrina* in Frankfurt an der Oder lehrt. DFR wurde in Freiburg eingehend geprüft und als wirksame Therapiemethode getestet, die die Lebensqualität von Krebspatienten verändert.

Mein besonderer Dank und meine Gebete gehen an alle meine Patienten, die mir ermöglicht haben, liebevolle Freundlichkeit in ihrer ganzen Tiefe wirksam werden zu lassen.

Segenswünsche an alle DFR-Schüler, die vom Moment unserer Begegnung an ihre Kraft, Leidenschaft und Entschlossenheit gespürt und dafür eingesetzt haben, mit ihrem Bewusstsein die Welt zu einem besseren Ort zu machen und das Leiden anderer zu lindern.

Ich möchte zum Schluss nicht die übliche „Ode an die Ehefrau des Autors" anstimmen. Ja, es stimmt, Galina und unser Sohn Dimitri haben beide ein Leben voller Umbrüche und ständiger Veränderungen auf sich genommen und eingewilligt, ihr Land und ihre Kultur zu verlassen für einen neuseeländischen Nomaden, der nichts anderes zu versprechen hatte als die

Chance, die Unsicherheit in Reinkultur als großes Fest zu feiern. Zwanzig Jahre gemeinsamen Reisens und Arbeitens haben sich als Nagelprobe für unsere „Liebe auf den ersten Blick" bewährt. Sie blüht immer noch.

Anhang

Literatur

Adrienne, C.: *The Purpose of Your Life*, New York: Eagle Brook, 1998; dt.: *Erkenntnis und Zufall. Den Sinn des Lebens finden*, München: Heyne, 2001

Bach, R.: *Illusions: The Adventures of a Reluctant Messiah*, Dell, 1989; dt.: *Illusionen. Die Abenteuer eines Messias wider Willen*, Berlin: Ullstein, 2005

Bach, R.: *Jonathan Livingston Seagull*, Avon: 1976; dt.: *Die Möwe Jonathan*, Berlin: Ullstein, 2005 (23. Aufl.)

Bryson, B.: *A Short History of Nearly Everything*, Broadway: 2004; dt.: *Eine kurze Geschichte von fast allem*, München: Goldmann, 2005

Eswaran, E.: *Bhagavad Gita*, Nilgiri Press: 1985; dt.: *Bhagavadgita*, Stuttgart: Reclam, 2008 [Eine dt. Ausgabe des gleichen Herausgebers war nicht zu finden; die hier genannte mag als Beispiel für andere dt. Ausgaben stehen.]

Fiore, E.: *The Unquiet Dead: A Psychologist Treats Spirit Possession*, Ballantine Books; dt.: *Besessenheit und Heilung*, Güllesheim: Silberschnur 1997

Hoff, B.: *The Tao of Pooh*, Penguin, 1983; dt.: *Tao Te Puh*, Essen: Synthesis, 2002

Hoff, B.: *Te of Piglet*, Penguin, 1993; dt.: *Pu der Bär, Ferkel und die Tugend des Nichstuns*, Hamburg: Hoffmann und Campe, 1997

Levi: *The Aquarian Gospel of Jesus the Christ*, 1993; dt.: *Das Wassermann-Evangelium von Jesus dem Christus*, Darmstadt: Schirner, 2004

Laotse: *Tao Te Ching*, ins Englische übersetzt von Stephen Mitchell, Harper Perennial, 1992; dt.: *Tao Te King*, München: Droemer Knaur, 2010

MacLaine, S.: *Out On a Limb*, Bantam, 1986; dt.: *Zwischenleben*, München: Goldmann, 1990

McTaggart, L.: *The Field: The Quest for the Secret Force of the Universe*, Harper Paperbacks, 2003; dt.: *Das Nullpunkt-Feld*, München: Goldmann, 2003

Menses, G.: *1421: The Year China Discovered America*, Harper Perennial, 2004

Ostrander, S., Schroeder, L.: *Psychic Discoveries Behind the Iron Curtain*, Marlowe & Company, 1997; dt.: *Psi*, Rastatt: Moewig, 1985

Sanderson, C.: *Earth Bound*, Broadview Publishers, 1998

Watson, L.: *Supernature*, Bantam, 1974; dt.: *Geheimes Wissen. Das Natürliche des Übernatürlichen*, Frankfurt am Main: Fischer, 1976

Watson, L.: *The Nature of Things*, Destiny Books, 1992

Watts, A.: *The Way of Zen*, Vintage, 1999; dt.: *Zen: Tradition und lebendiger Weg*, Rheinberg: Zero, 1981

Watts, A.: *The Wisdom of Insecurity*, Vintage 1968; dt.: *Weisheit des ungesicherten Lebens*, München: Barth, 1983

Yow Yit Seng: *Chinese Dimensions*, Pelanduk, 2006

Anmerkungen

1. Knox, R. (Chefredakteur): *N.Z.'s Heritage – the Makings of a Nation*, Paul Hamlyn, Ldt., 1973, S. 147

2. Sheldrake, R.: Neben vielen anderen Büchern *Presence of the Past: A Field Theory of Life*, 1988; dt.: *Das Gedächtnis der Natur. Das Geheimnis der Entstehung der Formen in der Natur*, Bern, München, Wien: Scherz, 1990

3. California Agricultural Statistics, Service Bulletins, *Fruit and Nuts*, 1954–1980

4. Feynman, R. P.: *The Meaning of it All*, Penguin Books, 1998; dt.: *Was soll das alles?*, München, Zürich: Piper, 2001

5. Bach, R.: *Illusions*, dt.: *Illusionen*, Berlin: Ullstein, 2005

6. Makarow, Leonid, Chefarzt der nichtinvasiven Elektro-
   kardiologie, Zentrum für Herzarrhythmien bei Kindern,
   Mitglied der Internationalen Vereinigung für Elektrokardio-
   logie, Mitglied der New Yorker Akademie der Wissenschaft
   etc.

Stimmen zum Buch

Wenn einer der berühmtesten Heiler seine persönliche Geschichte freimütig erzählt und uns eine Schritt-für Schritt-An-
leitung für sein Vorgehen an die Hand gibt, damit wir übrigen
ihm auf seinen Spuren folgen können, dann wären wir dumm,
wenn wir nicht sehr aufmerksam zuhörten. *Loslassen ... und
heilen* ist eine Anleitung, wie man Wunder wirkt, denn hier
lernen Sie, auf das unermessliche kosmische Feld zuzugreifen,
in dem sich die Beschränkungen auflösen, die uns die menschliche Konditionierung auferlegt.

Clif Sanderson hat unzählige Ärzte auf der ganzen Welt in seiner Methode ausgebildet, und zwar mit derartigem Erfolg, dass
für viele von ihnen die Grenze zwischen der „harten Wissenschaft" und den geheimnisvollen „Taten Gottes" verschwom-
men ist.

Loslassen ... und heilen ist aus dem Herzen geschrieben (im
Gegensatz zum Kopf), in einem angenehmen, gewinnenden
Stil, der Sie in seinen Bann zieht und Sie einbindet in Clifs Rei-
se, die ihn kreuz und quer durch die Welt führt. Falls Sie je das
Gefühl hatten, einen sinnvollen Beitrag für unseren Planeten
leisten zu wollen, dann eröffnet dieses Buch Ihnen gewiss den
Weg.

Jean-Claude Koven (USA), Autor von *Going Deeper*

*

Clif Sanderson ist ein meisterhafter Geschichtenerzähler. Er hat ein herausragendes Talent dafür, die ständigen Wendungen des Lebens fest im Blick zu halten, und er versteht es, seine Erkenntnisse unbeschwert und gewinnend mitzuteilen.

Loslassen … und heilen: Damit machen Sie nicht nur etwas aus Ihrem Tag, sondern auch aus Ihrem Leben.

Dr. Larry Dossey (USA), Autor von *The Extraordinary Healing Power of Ordinary Things*

*

Eine originelle, ja unkonventionelle Autobiografie, mit einem Augenzwinkern und in kurzen Absätzen geschrieben. Die Leser werden gedrängt, sich mit dem Nicht-Wissen anzufreunden; dafür gibt es im Buch zehn regelmäßig wiederkehrende Flugpläne, in denen Sanderson sie ermuntert, ihre eigenen Gedanken in ein Logbuch zu schreiben und ihre Fortschritte zu verfolgen. Wir begleiten Clif auf seinen Reisen, besonders in Russland, wo er nach der Katastrophe von Tschernobyl mehrere Jahre in Sachen Heilung tätig war.

Seiner Meinung nach steht Heilung uns allen offen und wir können unsere Lebensaufgabe entdecken, indem wir anderen dienen. Er hat das so erlebt und die Ergebnisse waren gelegentlich außerordentlich. Seine Lebensfreude sprüht aus jeder Seite; dann gibt es da noch jede Menge Ratschläge für die Leser, basierend auf seiner eigenen Erfahrung, spirituelle und wissenschaftliche Konzepte zusammenzubringen, etwa einfache Atem- und Meditationstechniken.

David Lorimer, Direktor von *Scientific and Medical Network* (Großbritannien)

*

Dieses Buch ist eine wahre Freude! Ja, einer meiner ersten Gedanken beim Lesen war: Was für ein Geschenk, so gewichtige Themen mit solcher Leichtigkeit behandeln zu können.

Hilaritas (das lateinische Wort für Fröhlichkeit, Heiterkeit, Humor) war eine der Eigenschaften, die für Heiligkeit verlangt waren. „Heilige Heiterkeit" ist die übliche Wendung.

Besonders gefällt mir der zweckmäßige und wirkungsvolle Aufbau des Buches, das ganze Welten von Erfahrung zu einem verständlichen und praktischen Ratgeber verdichtet hat.

Martyn Sanderson (Neuseeland), Autor von *Like Smoke in a Wheelbarrow*

*

Ihr Buch hat mir enorm gut gefallen ... Es hinterlässt in mir ein Gefühl des Heilseins und ich sprudele nur so vor Klarheit und Perspektiven.

Wilfred Wills (USA)

*

Mein Exemplar von *Loslassen ... und heilen* kam am Freitag an und ich las bis vier Uhr morgens! Ich bin schon jetzt ein Fan dieses Buches, es ist sehr, sehr wirkungsvolle „Unterhaltung"; es ist sehr informativ, eröffnet neue Wirklichkeitswelten und neue Möglichkeiten; und zu guter Letzt gibt es Kraft, wie ein Handbuch zum Selbermachen, wenn man sich selbst und letztlich die Welt ändern will.

Mario Zamith, Professor für Physik an der *Universidade do Minho* (Portugal)

*

Seit vierzig Jahren bereist Clif Sanderson die Welt, stellt Fragen, lernt und hilft kranken Menschen. Dadurch bringt er eine fragende und denkende Intelligenz in ein Thema, das oft als nicht wissenschaftlich abgetan wird. Er ruft immer wieder aus: „Wir wissen (es) nicht." Doch ich glaube, entgegen dieser Aussage

„weiß" er sehr wohl und alle, die mit ihm in Kontakt kommen, profitieren davon.

Dr. Anthony Newbury, London

*

Ich bin immer wieder eingetaucht in und aufgetaucht aus *Loslassen … und heilen*. Ich bin wirklich froh, dass Sie das Buch geschrieben haben. Warum? Weil ich, um ehrlich zu sein, nicht verstanden habe, woher Sie kommen; dafür fehlte mir die Erfahrungsgrundlage. Mag sein, ich habe sie immer noch nicht, doch zumindest habe ich jetzt eine bessere Vorstellung und das hilft mir genau in einer Zeit, in der ich Hilfe brauche.

Das Nettoergebnis ist: Ich komme an den Punkt, an dem ich meine Niederlage, was das Denken betrifft, eingestehe. Ich habe viel gedacht und es hat mich nicht wirklich weit gebracht – abgesehen natürlich von der Schlussfolgerung, dass es nirgendwohin führt. An der Schwelle dieser Schlussfolgerung gibt es eine andere Art des Seins und Wissens, die wie feiner Nebel hereinströmen.

Ihr Buch ist ein seltener Hinweis in die richtige Richtung.

Es hat mir wirklich geholfen, weil es mir deutlich gemacht hat, wie unser Denken uns von unserer Verbindung mit der Quelle abtrennt und dass diese Verbindung in Wirklichkeit das einzige ist, was zählt.

Heute Morgen tauchte ich, wie so oft, wieder einmal in *Loslassen … und heilen* ein; besonders sprang mir ein Satz ins Auge: „Doch Sie können das Ergebnis jeglicher Entscheidung, die Sie treffen, nie genau kennen." Dieser eine Satz traf mich deshalb so stark, weil er, wie mir scheint, das Ergebnis langen Reflektierens ist und eine wirksame Hilfe gegen die Tyrannei der Materie über den Geist darstellt.

Barry McCutcheon (Großbritannien)

Weiterführende Informationen und Adressen zur DFR-Methode

● Nähere Informationen (in englischer Sprache) über die Arbeit von Clif Sanderson finden Sie auf seiner Website: www.deep-field-relaxation.com. Dort sind alle Angebote und Produkte rund um die DFR-Methode aufgeführt (CDs, Bücher, E-Books, MP3-Downloads ...). Sie finden dort Ankündigungen seiner Veranstaltungen sowie Blogs und seinen Newsletter. Außerdem können Sie DFR-Fernsitzungen buchen und mit Clif Sanderson Kontakt aufnehmen.

● Den autorisierten Lehrer und Koordinator für DFR im deutschsprachigen Raum, Bernhard Wuthe, erreichen Sie über die offizielle deutschsprachige Website: www.deep-field-relaxation.de

● Clif Sanderson selbst gibt auch in Deutschland Seminare zu DFR. Nähere Informationen erhalten Sie beim IAK GmbH – Forum International (Kirchzarten) unter: www.iak-freiburg.de/dozenten/sanderson.html

● Beim Verlag VAK erhältlich ist die von Clif Sanderson produzierte CD *Mind Music,* die er im vorliegenden Buch zur Unterstützung der Tiefenfeldentspannung empfiehlt. Nähere Informationen finden Sie in der entsprechenden Anzeige am Schluss dieses Buches und auf der Website des Verlags: www.vakverlag.de/8486. Dort können Sie die CD auch bestellen (Preis: 19,95 €).

Über den Autor

Clif Sanderson (Jahrgang 1939) ist Begründer von *Deep Field Relaxation* (DFR), einer Methode tiefer Entspannung. Viele Jahre lang war er als Heiler unermüdlich auf Reisen rund um den Erdball. Seine Vorträge zum Feld der Kreativität führten ihn an Orte wie die *St. John's Cathedral* in New York, zu *Alternatives* in London, zu den Vereinten Nationen in New York, in Krankenhäuser und an Universitäten überall in den USA, nach Großbritannien, Deutschland, Singapur, Australien, Hongkong, Neuseeland, Norwegen und in die Russische Föderation.

Auch in der praktischen Anwendung von Intentionen als wirkungsvoller Heilkraft ist Clif Sanderson einer der Pioniere. Er erprobte und belegte seine Überzeugungen und Fähigkeiten als Heiler, indem er viele Jahre mit den Opfern von Tschernobyl arbeitete. Das russische Gesundheitsministerium zeichnete ihn für seine Verdienste aus. Er gründete auch das internationale Kinderhilfswerk *FOCUS* (USA).

Clif Sanderson ist ein meisterhafter Geschichtenerzähler und hat mehrere Bücher geschrieben: *Dancers in the Fields, Making Outrageous Claims* sowie den philosophischen Abenteuerroman *Earth Bound*. Sein Dokumentarfilm *God Doesn't Play Dice* stand mehrere Jahre auf der Liste beliebter Filme. Das vorliegende Buch ist das erste Buch zur DFR-Methode in deutscher Sprache. Zur Unterstützung seiner Tiefenfeldentspannung verwendet Clif Sanderson die von ihm produzierte CD *Mind Music*.

Von 2004 bis 2007 praktizierte und lehrte er in Deutschland. Im Jahr 2005 wurde die Wirksamkeit seiner Methode in einer wissenschaftlichen Studie mit Krebspatienten von Professor Walach an der Universitätsklinik Freiburg bestätigt. Inzwischen lebt C. Sanderson wieder in Neuseeland.

*

*Mit dem ruhigen Moment unserer Umarmung
verband sich das unheimliche Pfeifen der Kokosnuss,
die Harakiri beging und sich in ihr Schicksal fügte.*

Ein Tod der Form, doch die Geburt des Lebens.

Clif und Galina Sanderson:
Mind Music

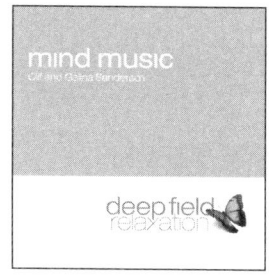

Diese Musik schafft einen Raum inneren Friedens, in dem Ihr Verstand zur Ruhe kommt und Ihr Körper sich selbst heilen kann. Eingefahrene Denk- und Handlungsmuster können abgelegt werden und es entsteht eine Offenheit für tiefgreifende Veränderungen. *Mind Music* kann zur Unterstützung jeder Art von Therapie eingesetzt werden und sie erleichtert es Ihnen auch im hektischen Alltag, sich zu regenerieren oder in einen erholsamen Schlaf zu gleiten. Die rhythmisch wiederholte Melodie bringt das Gehirn sanft in den Alpha-Zustand. Clif Sanderson selbst spricht auf der CD einige leicht verständliche Anweisungen in Englisch und einige Sätze in der Maori-Sprache, die die tiefe Entspannung unterstützen. Bereits seit 1994 hat sich diese Musik als ideale Begleitung für Clif Sandersons Tiefenentspannungs-Methode *Deep Field Relaxation (DFR)* bewährt.

Audio-CD, Laufzeit 72 Minuten. Zu beziehen bei VAK, Bestell-Nr. 8486 (www.vakverlag.de/8486)

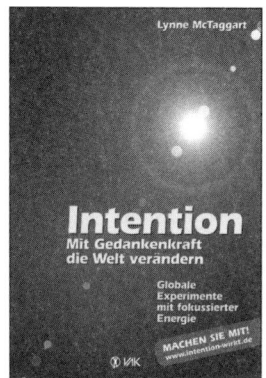

Lynne McTaggart:
Intention
Mit Gedankenkraft die Welt verändern

Gedanken können die Welt verändern! Nach vielen Jahren Recherchearbeit bei Wissenschaftlern und Koryphäen der Bewusstseinsforschung hat Lynne McTaggart hier ihr Wissen für jeden zugänglich gemacht. Sie zeigt, wie man seine Gedanken fokussieren und nutzen kann, um sein Leben zu verändern – oder gar die ganze Welt? Die Autorin ist überzeugt: Jeder kann den Gang der Dinge mitbestimmen; und Lynne McTaggart lädt ein, sich an den weltweiten Intentions-Experimenten zu beteiligen, die sie und ihr Team von Wissenschaftlern nach standardisierten Bedingungen auswerten und überprüfen. Jeder Leser kann mitmachen!

368 Seiten, Paperback (15 x 21,5 cm)
ISBN 978-3-86731-084-0

Frank Kinslow:
Quantenheilung
Wirkt sofort – und jeder kann es lernen

Das Neue Denken hat in den letzten Jahren das Bewusstsein vieler Menschen für alternative Behandlungsmethoden geöffnet. Quantenheilung ist die neueste Entwicklung auf diesem Gebiet: Sie arbeitet mit sanfter Berührung und versetzt das vegetative Nervensystem spontan und sofort in den Zustand, in dem tiefe Heilprozesse stattfinden. Das Nervensystem schaltet unmittelbar auf Heilung um – und kann all das reorganisieren, was nicht optimal funktioniert. Sie können diese einfache Selbsthilfemethode sehr schnell und ohne jegliche Vorkenntnisse lernen und anwenden.

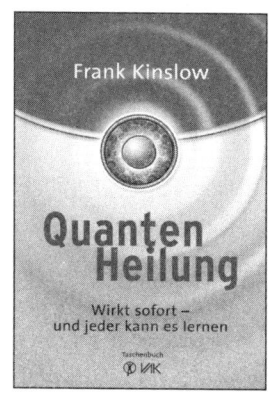

144 Seiten, 5 Abbildungen, Paperback (13 x 20,5 cm)
ISBN 978-3-86731-039-0

Abonnieren Sie unseren Newsletter (gratis) unter: www.vakverlag.de

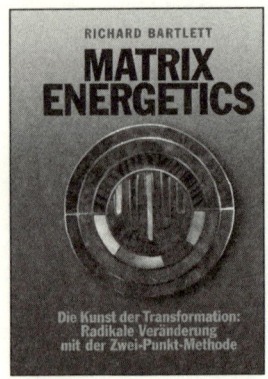
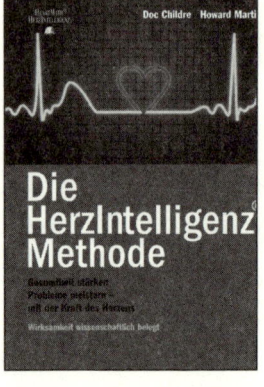
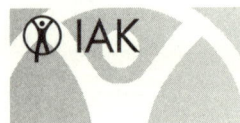